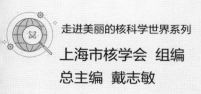

走进美丽的核科学世界系列

上海市核学会 组编

总主编 戴志敏

漫话核医学与
骨骼健康

主 编◎赵晋华

副主编◎邢 岩 宋建华 孙 娜 张欣韵

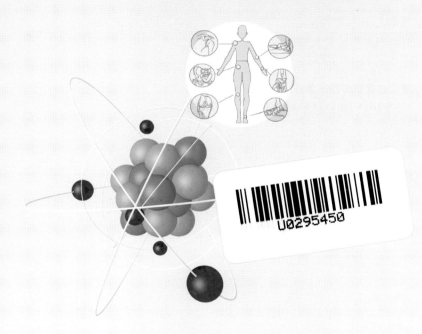

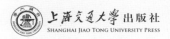

上海交通大学出版社
SHANGHAI JIAO TONG UNIVERSITY PRESS

内容提要

本书为"走进美丽的核科学世界系列"之一。全书由 6 章组成,从"初识伊人"解析骨关节系统到"原来有你"揭开核医学的神秘"面纱";从"悄无声息"阐述核医学在骨质疏松诊疗环节的重要作用到"探寻真凶"寻找引起骨和关节疼痛的"罪魁祸首";从"福尔摩斯·核"解读核医学显像怎样找"痛点"到"妙手回春"分析核医学"武器"如何对付顽固性骨痛。本书由核医学领域的临床工作者以通俗易懂的语言为读者"讲故事",将核医学在骨骼系统疾病中的独特魅力娓娓道来,旨在帮助临床医生、学生和社会大众了解核医学这门看似"高大上",实则"接地气"的新兴学科,并引导读者清晰认识和理解核医学对于骨骼系统疾病的临床意义。

图书在版编目(CIP)数据

漫话核医学与骨骼健康/赵晋华主编.—上海:上海交通大学出版社,2021
(走进美丽的核科学世界系列)
ISBN 978-7-313-24786-5

Ⅰ.①漫… Ⅱ.①赵… Ⅲ.①骨疾病-核医学 Ⅳ.①R816.8

中国版本图书馆 CIP 数据核字(2021)第 064787 号

漫话核医学与骨骼健康
MAN HUA HEYIXUE YU GUGE JIANKANG

主　　编:赵晋华

出版发行:上海交通大学出版社　　　　　地　　址:上海市番禺路 951 号
邮政编码:200030　　　　　　　　　　电　　话:021-64071208
印　　制:上海锦佳印刷有限公司　　　　经　　销:全国新华书店
开　　本:880mm×1230mm　1/32　　　印　　张:5.625
字　　数:125 千字
版　　次:2021 年 6 月第 1 版　　　　　印　　次:2021 年 6 月第 1 次印刷
书　　号:ISBN 978-7-313-24786-5
定　　价:56.00 元

走进美丽的核科学世界系列

丛书编委会

总主编

戴志敏(中科院上海应用物理研究所所长、上海市核学会
　　　理事长,研究员)

编委(按姓氏笔画排序)

马余刚(复旦大学现代物理研究所,教授、中国科学院院士)

支　敏(中科院上海应用物理研究所,研究员)

田　林(上海核工程研究设计院,研究员级高工)

吕战鹏(上海大学材料科学与工程学院,研究员)

许道礼(中科院上海应用物理研究所,研究员)

孙　扬(上海交通大学物理与天文学院,教授)

李景烨(上海师范大学化学与材料科学学院,研究员)

余　飞(同济大学附属第十人民医院,教授)

宋少莉(复旦大学附属肿瘤医院,教授)

陆书玉(上海市环境科学学会,教授级高工)

郑向鹏(复旦大学附属华东医院,教授)

赵明华(中科院上海应用物理研究所,研究员)

赵晋华(上海交通大学附属第一人民医院,教授)

戚文元(上海市农业科学院,研究员)

康向东(上海中医药大学附属普陀医院,教授)

韩　玲(中国人民解放军海军军医大学海军医学系,教授)

颜崇淮(上海交通大学医学院附属新华医院,教授)

总　序

　　核科学的发展起源于物质放射性的发现。1896年法国物理学家贝可勒尔发现铀的天然放射性后，迅速引起了一大批科学家的极大兴趣，他们为揭示物质组成的奥秘而展开了一场空前的竞赛。

　　居里夫妇系统地研究了当时已知的其他所有元素，发现铀与钍及其化合物都具有天然放射性，并发现了比铀放射性更强的元素钋与镭。居里夫妇于1898年发表了他们的研究成果，证实了发射射线是放射性元素的特性。由于放射性的发现，居里夫妇与贝可勒尔分享了1903年的诺贝尔物理学奖。就在居里夫妇发现镭的当年（1897年），英国物理学家汤姆孙发现了电子，并因此获1906年的诺贝尔物理学奖。随后，汤姆孙的学生卢瑟福证实了由放射性衰变产生的 α 射线就是氦原子核，为此获1908年的诺贝尔化学奖。1919年，卢瑟福利用人工核反应发现了质子，并预言了中子的存在，后于1932年为其学生查德威克所证实，查德威克因发现中子而获得了1935年的诺贝尔物理学奖。汤姆孙、卢瑟福、查德威克的发现揭示了原子核的存在，从此人类开启了对原子核结构性质与应用的研究。

　　1938年，德国物理学家哈恩在实验中发现了铀原子核的裂变。随后，被誉为"原子弹之母"的莉泽·迈特纳在遭受纳粹迫害流亡他乡的路途中运用爱因斯坦的质能方程给出了核裂变实验及其释放巨大能量的解释。哈恩因发现核裂变获得了1944年的诺贝尔化学奖。1942年,意大利著名物理学家费米在美国芝加哥大学实现了人类历史上第一个核裂变链式反应,人类深入研究与利用核能的历史帷幕自此拉开。核能的发现首先被用于军事,第二次世界大战期间,德国的"纳粹核计划"催生了美国的"曼哈顿计划",最终核武器首先在美国研制成功。我国分别于1964年、1967年和1974年拥有了自己的原子弹、氢弹与核潜艇,拥有了战略核力量并建立了完整的核燃料循环体系。

从物质深层结构的探索到核技术的广泛研究应用,核科学在20世纪初开始蓬勃发展,成为20世纪人类最重大的创造之一。随着学科间的交叉融合,核科学技术在核物理、反应堆、加速器、核电子学、辐射工艺、核农学、核医学、核材料,以及环境、生物、考古、地质与国防安全等领域广泛应用,并与人类的生存和发展息息相关。

核能是世界上清洁、高效、安全并可规模化应用的绿色能源,在人类开发新能源的征程中,核能对人类的生存发展和国家地位与安全发挥了重大作用。当下,核能应用已成为衡量综合国力的一项重要指标,也是当前各国解决能源不足和应对气候变化的重要战略。在确保安全的前提下,积极有序地发展核能对我国确保能源长期稳定供应及实现2060年碳中和尤为重要。核科学备受人们关注的另一个重要应用是面向人民生命健康的核医学。作为核裂变副产品的放射性同位素可以用来诊断和治疗肿瘤,以及心血管、甲状腺、骨关节和其他器官疾病;核标记免疫分析让病变无处遁形;基于粒子加速器的质子、重离子治疗可以有效杀死癌细胞而对正常细胞影响很小,是精准医学诊治领域不可或缺的工具;核技术还可破译中医药千年"密码",为人类健康保驾护航。在农业上,辐射育种可获得优良品种;辐照保鲜不仅可以提高农产品与食品的质量,而且可以延长储藏时间,成为食品的安全卫士。另外,辐射加工可以使各类材料改性从而获得优质性能,还可用于医疗器材消毒、环境污染物处理等,能极大地改善人们的生存环境。形形色色的粒子加速器则是各类辐射粒子源的"加工厂",是研究核科学、发展核技术的重要手段。

然而,由于公众对核科学缺乏基本的认识,再加上一些不恰当的宣传和误导,"恐核"现象依然存在。因此,核科学知识亟待普及。

上海市核学会一直致力于核科学技术的传播与推广,组织编写和出版过一系列学术专著及科普丛书。在学术专著方面,近年来,原理事长杨福家先生作为总主编的"核能与核技术出版工程"已出版近30种图书,入选了"十二五"与"十三五"国家重点图书出版规划项目;其中,原理事长赵振堂先生主编的子系列"先进粒子加速器系列"是本丛书中的特色系列,得到了国家出版基金的支持。另外,丛书中部分英文版图书已输出至国际著名出版集团爱思唯尔与施普林格,在学术界与出版界都取得了良好的社会效益。在科普书方面,上海市核学会曾在20世纪80年代组织编写过一套核技术丛书,主编由时任上海市核学会理事长的张家骅先生担任,当时对普及与推动核技术应用起到了积极作用。40年过去了,核技术有了更多更新的发展,应用领域不断拓展,核科普宣传也应该顺应时代发展,及时更新知识。经与上海交通大学出版社多次讨论,上海市核学会决定启动新时代的核科普丛书"走进美丽的核科学世界系列"的编撰工作。本科普丛书的编写队伍由上海市核学会各专业分会学者、高级科普专家，以及全国核科学领域爱好科普宣传的优秀学者联合组成。丛书按不同主题划分为不同分册，分别介绍核科学的基础研究以及在各个领域的应用。丛书运用大众能接受的语言，并辅以漫画或直观图示，将趣味性、故事性、人文历史元素与具体科学研究的产生、发展和应用融合在一起，展现科学、思想方法的过程美，突出核科学技术的应用美。希望本丛书的出版能让大众真正认识和理解核科学，并且发现核科学的"美"，从而提高科学素养，走近核科学，受益于核科学，推动核科学更好地为人类服务。

戴志敏

2021 年 3 月

前　言

　　核医学是一门应用核技术对疾病进行诊断和治疗的综合性学科。中国的临床核医学发展至今已有六十余年，核医学技术也已经广泛应用于恶性肿瘤、甲状腺疾病、骨骼系统疾病、心血管疾病等各类疾病的诊断和治疗，尤其是骨骼系统的核医学诊疗技术，是核医学的传统优势项目。近年来，随着仪器设备和显像药物的快速发展，核医学在骨和关节疾病应用方面的发展又上了一个新的台阶。

　　然而还有部分公众对核医学不十分了解，再加上一些不恰当的宣传和误导，给核医学蒙上了一层神秘的面纱。为了普及核医学的科学知识，消除公众对核医学的误解，回答公众关心的常见问题，上海市核学会特地组织编写了这本《漫话核医学与骨骼健康》科普书籍。

　　本书由赵晋华主持撰写，各章的主要撰写人如下：第1章，宋建华；第2章，宋建华；第3章，张欣韵；第4章，孙娜；第5章，张欣韵；第6章，邢岩。全书由赵晋华统稿审定。

　　本书力争做到深入浅出、通俗形象，使普通公众通过阅读，对核医学及其在骨和关节疾病诊疗方面的应用有一个正确、科学的认识，消除"谈核色变"的恐惧心理。希望本书的出版能够推动核医学的临床应用，为更多的患者消除病痛，为实现"健康中国"的建设目标贡献力量。

　　由于编者的水平和时间有限，书中难免存在诸多不足之处，恳请广大读者提出宝贵意见，以便在修订再版时加以改正，在此致以衷心的感谢！

目　录

漫话核医学与骨骼健康

第 4 章 探寻真凶·造成骨和关节疼痛的罪魁祸首

第 ① 章

初识伊人，您有一封来自
骨骼系统的自白待查收

大家好！"我"是骨骼。对，就是人体除牙齿之外最坚硬的部分，由骨和骨连结组成，不同骨头之间由各种连结构成身体的支架，实现各种运动。人们优美的体态、举手投足无不依赖"我"的良好状态。人们只有拥有健康的骨骼才能自由地从事自己喜欢的运动，安心地投入各项工作和创造丰满的生活，如果大家不注意关照养护"我"的话，则可能被骨和关节疾病缠身，损失身体的自由。

每个人的身体一直在经历着变化，从茁壮成长的少年，经过强健的壮年，然后慢慢进入垂垂老年，"我"作为身体的重要组成部分，也在经历着成长、巩固，然后走下坡路。你看壮年小伙自信地说："我很健康啊，你看我骨骼强健、肌肉发达……"；我们也常常看到老大爷或老奶奶扶着腰说："我这老腰都痛了几年了，一直好不了，我这膝盖啊，一上楼就疼……"这些其实都反映了骨和关节的不同健康状态：这小伙的心态可能是很多人当前的心态，因为身体无病无灾的，处于人生美好时光，舒服得很呢；而这老大爷或老奶奶的状态可能就是很多人的未来，年老体衰了，走不动了，体会人生不易啊。如何让这小伙的状态维持得更久，如何让这老大爷或老奶奶的状态到来得更晚甚至不进入这个状态，则是医生和广大老百姓的共同追求。

有人说"我们不能决定生命的长度，但是我们能决定生命的宽度"，感觉不完全对呢，为什么呢？某某原本能快乐地活到 80 岁，可他偏偏各种生活坏习惯全都有，长年累月地抽烟、酗酒、熬夜，不但不锻炼还养一堆肥肉，当然高血压、高血脂、高血糖、高尿酸什么的都不少，那么他大概率的情况是既完不成生命长度的任务，也不容易领略生命的宽度；相反，某某一直保持良好的生活习惯，身体保持得很健康，他可以快乐、健康地拓展生命的长度和宽度。可见保持身体健康是多么重要，而"我"的健康作为身体素质的重要一环也非常重要。为了做到这一点，大家有必要更多地爱护"我"，合理利用医学、饮食、运动等手段来维护"我"的健康。

在当前信息化时代，相信大家已经通过多种信息渠道接触到很多不同角度的科普知识了，从均衡饮食到合理运动都能对"我"的健康提供帮助。为了更好地维护"我"的健康，下文将从核医学的角度给大家聊聊与骨骼健康相关的知识，大家共同的目标是让"我"的良好状态维持得更长久，让身体更健康，让生命更宽广。

认识骨和关节，从解剖开始

解剖学是医学生的重要基础课程之一，为了能更好地认识自己的身体，更好地理解骨和关节的健康与伤痛，更好地养护自身的骨和关节，大家也需要适当地了解一下人体的骨和关节结构。

骨和关节包含在人体的内部，虽然从外表上不能直接看到内部结构，但是能从体表触摸到，而且现在已经有很多影像手段可以对骨和关节结构进行细致、有针对性的检查，从最早出现的X线片，到后来的CT、SPECT、MRI以及PET/CT、SPECT/CT、PET/MRI等，可以从不同角度对骨和关节病变进行诊断，从而及早地发现病变并及时治疗，为维护骨骼健康做出贡献。下文将主要以这些影像图片为例进行骨和关节解剖的展示。

骨和关节的基本结构

骨是一种器官，主要由骨组织构成，骨组织成分包含骨细胞、胶原纤维和基质。骨基质中含有大量的钙盐和磷酸盐，是体内钙、磷的储存库，对维持骨的强度以及体内钙磷代谢平衡非常重要。

骨的有机质与无机质比例随年龄的不同而不同。在儿童时期，两者各占骨干重的一半，此时骨骼硬度小、柔韧、弹性大，不易骨折，发生骨折时常表现为青枝骨折（就像嫩枝条掰折后而不完全离断的状态）。在成人时期，有机质约占 1/3，而无机质占 2/3，骨骼既坚韧又有弹性，是骨骼最强健的时期。在老年时期，无机质大于 2/3，有机质少于 1/3，骨骼硬脆、弹性小，易骨折；再加上随着年龄渐高，老年人骨的有机质、无机质也同步下降，导致骨量减少甚至骨质疏松，造成了骨骼强度下降，因此老年人补钙、防摔、防外伤尤其重要。

不同部位的骨具有不同的形态，大体可分为四类：长骨、短骨、扁骨、不规则骨。骨的结构包括周围的骨密质和内部的骨松质，骨外有骨膜包裹。骨密质位于骨表面，质地致密，耐压性好；骨松质位于骨内部，呈海绵状，由骨小梁交织排列，并与骨承受压力和张力的方向一致，能承受较大重量；骨膜由纤维结缔组织构成，含丰富的神经和血管，对骨的营养、再生和感觉起重要作用。骨髓腔和松质间隙含骨髓，内含丰富的血管、淋巴管和神经。体育锻炼和营养均衡可促进骨的发育和塑形修复，而疏于锻炼（或因病导致肢体废用）和营养不良则可出现骨质疏松等多种骨病。

　　全身骨在部位上又可分为中轴骨和四肢骨，中轴骨又分为颅骨和躯干骨。成人全身共有大大小小相对恒定的骨头 206 块，包括脑颅骨 8 块、听小骨 6 块、面颅骨 15 块、躯干骨 51 块、上肢骨 64 块和下肢骨 62 块。但这只是对大多数人而言，有一部分人存在发育异常，比如肋骨可以多一对或少一对，胸椎、腰椎、骶椎都可以出现多一块或少一块的情况，尾骨可以没有融合而分为 3～4 块，以及手和足部关节分布着的数量不等的籽骨也没有计算在这 206 块之内。

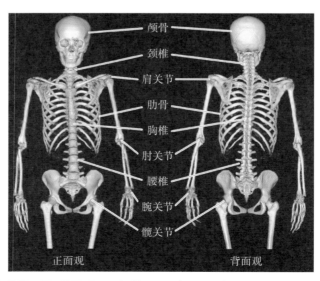

全身骨骼正面、背面观（CT 扫描 VR 重建图，下肢股骨下段以下未包括）

骨和骨连结形成骨骼，骨间连结分为直接连结和间接连结。直接连结比如颅缝、棘间韧带、椎间盘、骨干与骨骺、骶椎椎骨之间的骨性连结等，较牢固，不活动或有少许活动。间接连结就是我们常说的关节，是骨连结的主要形式。典型关节的基本结构由关节面、关节囊和关节腔三部分构成，但不同关节为适应不同的功能而有不同的结构样式。其中，膝关节是人体最大、最复杂也最容易损伤的关节。

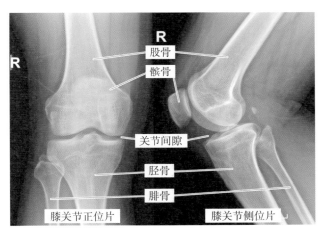

关节的结构（右膝关节正侧位 X 线片）

关节面是两个以上相邻骨的接触面，略凸的称为关节头，略凹的称为关节窝。关节面上覆盖着一层光滑的软骨，可减少运动时的摩擦，软骨有弹性，还能减缓运动时的震动和冲击。关节的退行性病变往往从关节软骨的损伤开始，而各种劳动或运动姿势的纠正和改良是为了保护关节免受各种损伤，延缓退变。

关节囊是很坚韧的一种结缔组织，把相邻两骨牢固地联系起来。关节囊外层为纤维层,内层为滑膜层,滑膜层可分泌滑液,减少运动时的摩擦。关节囊的松紧和厚薄因关节的不同而异,活动较大的关节,关节囊较松弛而薄,反之亦然。

关节腔是关节软骨和关节囊围成的狭窄间隙,正常时只含有少许滑液。有些关节还有一些辅助结构,如韧带是连结骨与骨之间的结缔组织束,成为关节囊的增厚部分,可加强骨连结的稳固性;关节盘或关节半月板是位于两关节面之间的纤维软骨,能使两关节面的形状相互适应,减少运动时的冲击,有利于关节的活动,但是年龄增大以及运动过度或动作不够规范,可能造成半月板损伤。

根据关节运动轴的多少和关节面的形态,可将关节分为单轴关节、双轴关节、多轴关节等各种类型。自然界具有多样性,我们的骨和关节的结构类型也一样是多种多样的,当然这种多样性不是为了美观或者艺术,而是为了适应和维持不同的功能。肩、肘、腕、髋、膝、踝关节因功能不同而结构差异巨大,下面将详细介绍。

保护周到的脑颅骨

外界环境危机四伏,各种伤害随时可能出现,我们聪明的大脑需要得到有力的保护,这个光荣而艰巨的任务就交给我们的颅骨吧。

颅骨分为脑颅和面颅两部分,我们的大脑处于脑颅构成的颅腔之中。颅腔位于颅的后上部分,由 8 块脑颅骨围成,包括额骨 1 块,顶骨 1 对,枕骨 1 块,颞骨 1 对,蝶骨 1 块,筛骨 1 块。额骨、枕骨和顶骨构成颅盖骨,颅盖骨属于扁骨,由内、外板及板障组成。内、外板为坚硬密质骨,板障为松质骨,内、外板和板障共同保护我们的"司令部"——大脑的安全。

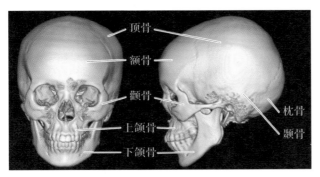

颅骨的正侧面（CT 扫描 VR 重建图）

　　颅盖骨之间连结构成 3 条颅缝，即额骨与顶骨之间的冠状缝、双侧顶骨之间的矢状缝、顶骨与枕骨之间的人字缝。一般 40 岁以后这些连结逐渐融合成骨性连结，而在婴儿时期因颅盖骨没有完全骨化，在颅缝相交的地方没有颅骨保护，只有纤维组织膜覆盖，称为颅囟，有前囟、后囟以及成对的蝶囟和乳突囟，家长需要注意婴儿头部防撞并要关注颅囟闭合时间是否正常。

　　脑颅侧面颞弓内上方有一大而浅的凹陷称颞窝，颞窝前下部有额骨、顶骨、颞骨和蝶骨大翼，四骨相交而成的 H 形骨缝称为翼点，就是我们常说的"太阳穴"。此区骨质薄弱，受暴力时易骨折，其内表面有脑膜中动脉前支经过，骨折时易损伤该血管引起颅内硬膜外血肿，所以中医和武侠小说里提到的"太阳穴乃要害大穴"是有道理的。

　　面颅骨位于颅的前下部，藏于各位秀美的容颜之下，构成面部支架，并围成眼眶、骨性鼻腔和骨性口腔，包括下颌骨 1 块、上颌骨 1 对、腭骨 1 对、鼻骨 1 对、颧骨 1 对、犁骨 1 块、下鼻甲骨 1 对、泪骨 1 对和舌骨 1 块。一些结构相对脆弱,比如鼻骨,常常受外力而损伤,避免外伤是最有效的保护方法。爱美人士也多在此处进行一些医学修整,是垫骨片,还是削骨,需要与整形医生好好讨论。

挺拔的脊柱

我们是否有挺拔矫健的身板更多地取决于脊柱的状态。脊柱位于躯干的正中线,是身体的支柱,有负重、减震、保护和运动等功能;脊柱上端承托颅底骨,下联髋骨,中附 12 对肋骨。上下肢的各种活动均通过脊柱调节,以此保持身体平衡。

成人脊柱由 26 块椎骨(颈椎 7 块、胸椎 12 块、腰椎 5 块、骶椎 1 块和尾椎 1 块)借韧带、关节及椎间盘连结而成。脊柱的正面为椎体相叠,脊柱的背面由各椎骨的椎弓、椎板、横突及棘突组成,在脊柱正、背两面之间形成纵行的椎管,内藏脊髓。当骨折或其他病变累及椎管时,可引起脊髓压迫症,甚至引起相应平面以下的截瘫。

脊柱侧面观可见颈、胸、腰、骶四个生理性弯曲。这四个弯曲使脊柱如同一个弹簧,能增加缓冲震荡的能力,加强姿势的稳定性。椎间盘也可吸收震荡,在剧烈运动或跳跃时,可防止颅骨、大脑受损伤。长期姿势不正或某些疾病(如胸椎结核、强直性脊柱炎、长期劳损)可使脊柱形成异常弯曲,如驼背、侧弯等。对于儿童的姿势不正,家长应注意监督并纠正,对于疾病因素应及早就诊于骨科或脊柱外科寻求帮助。

关于脊柱长度,男性平均为 70～75 厘米,女性平均为 66～70 厘米,脊柱长度的 3/4 是椎体,1/4 是椎间盘。当人体进入老年,椎间盘组织由于退行性病变而导致水分丢失、膨出而变扁,

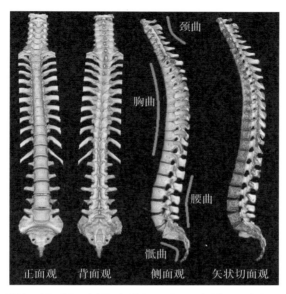

颈曲

胸曲

腰曲

骶曲

正面观　背面观　侧面观　矢状切面观

脊柱正面、背面、侧面、矢状切面观（CT 扫描 VR 重建图）

椎体由于骨组织的减少而变扁，甚至由于压缩性骨折而变扁，人体也随之变矮小。

　　脊柱的活动取决于椎间盘的完整、韧带的弹性和相关脊椎关节突关节的和谐。一般情况下，颈、腰段活动度较大，胸段活动度极小，骶段几乎无活动度。正常情况下，脊柱颈段可前屈、后伸各 $35°\sim45°$，左右侧弯各 $45°$，旋转 $60°\sim80°$；腰段在臀部固定的条件下可前屈 $75°\sim90°$，后伸 $30°$，左右侧弯各 $30°\sim35°$，旋转 $30°\sim35°$。

　　椎体之间的椎间盘属于纤维软骨连结，中央为髓核，是富有弹性的胶状物质，周围为坚韧的纤维环。当承受压力时，椎间盘被弹性压缩，可缓冲外力对脊柱的震动，也可增加脊柱的运动幅度。随着年龄增大,椎间盘弹性下降,可向周围膨隆,或纤维环破裂,髓核向后外侧突出或脱出,挤压相应脊髓及神经,这些是导致老年人腰椎疾病的常见病因。

脊柱既承受着身体负荷,也是全身的运动中枢,因此也容易损伤、退变,特别是活动度较大的颈椎和腰椎,因而颈部、腰部不适是常见症状和就诊原因。

颈椎病又称颈椎综合征,是一种以退行性病理改变为基础的疾患,主要由于颈椎长期劳损、骨质增生,或椎间盘脱出、韧带增厚,致使颈椎脊髓、神经根或椎动脉受压,出现一系列功能障碍,主要有颈背疼痛、上肢无力、手指发麻、下肢乏力、行走困难、头晕、恶心、呕吐,甚至还有视物模糊、心动过速及吞咽困难等不适症状。

腰椎退行性病变和腰肌劳损是引起腰痛的最常见原因。腰椎退行性病变是指腰椎自然老化、退化的生理病理过程,主要有椎间盘退变、椎体骨赘形成、椎小关节退变、韧带退变等病理变化,伴随腰痛以及腰椎支撑功能下降、下肢疼痛麻木、间歇性跛行、大小便和性功能障碍等症状。腰肌劳损,又称功能性腰痛、慢性下腰损伤、腰臀肌筋膜炎等,为腰部肌肉及其附着点筋膜或骨膜的慢性损伤性炎症,多与长期劳累和慢性损伤有关,主要症状是腰或腰骶部胀痛、酸痛,反复发作,劳累加重,休息后减轻。

颈椎、腰椎的退行性病变是一种随年龄改变的生理过程,无法预防,但可减少不良因素而延缓退化并减轻症状,比如避免过劳、避免外伤、保持正确的劳动姿势、适度锻炼、保暖、减肥、避免床铺太软等。就医检查后的影像报告里常有椎体边缘骨质增生、椎间隙狭窄、椎间盘突出或膨出等描述,但是否与症状相关,还需要看病变是否影响到局部的神经或其他结构。

保护心、肺的胸廓

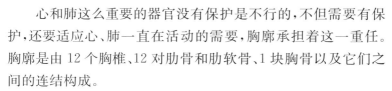

心和肺这么重要的器官没有保护是不行的，不但需要有保护，还要适应心、肺一直在活动的需要，胸廓承担着这一重任。胸廓是由 12 个胸椎、12 对肋骨和肋软骨、1 块胸骨以及它们之间的连结构成。

胸骨位于胸前壁正中，分为柄、体和剑突三部分，柄体连结处稍向前隆起，称为胸骨角，正对第 2 前肋，是重要的体表标志。肋骨为扁骨，第 1～7 对肋前端借肋软骨与胸骨连结构成肋椎关节，称为真肋；第 8～10 对肋前端借肋软骨与上位肋软骨连结，形成肋弓，称为假肋；第 11～12 肋前端游离于腹壁肌层中，称为浮肋。

胸廓不仅保护心、肺器官，还参与呼吸运动，肋骨之间的肋间肌和胸廓底部的膈肌均为重要的呼吸肌。肋间外肌收缩时，胸廓横径和前后径增大，胸腔容积增加而形成吸气运动；肋间内肌收缩时，胸腔上下和前后径变小，胸腔容积减少而形成呼气运动。膈肌收缩时膈肌穹隆顶向下移动 1～7 厘米，使胸腔的上下径增加，胸腔容积增大而形成吸气运动；深吸气时膈肌穹隆顶下降 6～10 厘米；膈肌放松时穹隆顶上升，使胸腔容积变小而形成呼气运动。对气功有研究的朋友一定知道我国古老的吐纳术，通过对肋间肌和膈肌的锻炼再加上一些经络导引，就是一种呼吸锻炼。

胸廓承担保护心、肺的重任，面对损伤自然是首当其冲，比如外伤导致肋骨骨折，心、肺的手术时不得不切开胸骨或切断某一条肋骨。此外，其他病因也常常导致胸廓的变化，比如肺气肿常引起桶状胸；婴幼儿缺钙而患佝偻病时可使胸骨前突形成鸡胸;一些严重消耗性疾病患者或消瘦者可因胸廓前后径变扁形成扁平胸;当肺不张、肺萎缩、先天性肺叶发育不良、胸腔积液、胸壁肿瘤等疾病发生时可出现胸廓两侧不对称;当老年人发生骨质疏松时也常导致肋骨强度下降,甚至打个喷嚏都能造成数根肋骨骨折,严重影响生活质量。这些致病因素里有很多是可避免或早期发现而减轻损伤的,比如避免外伤、戒烟、早期发现肺部病变、婴儿注意检测血钙并补钙、老年人检测骨密度等,最重要的还是防患于未然。

灵活的肩关节

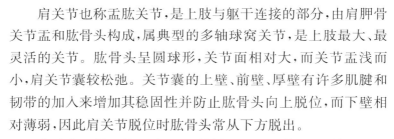

肩关节也称盂肱关节,是上肢与躯干连接的部分,由肩胛骨关节盂和肱骨头构成,属典型的多轴球窝关节,是上肢最大、最灵活的关节。肱骨头呈圆球形,关节面相对大,而关节盂浅而小,肩关节囊较松弛。关节囊的上壁、前壁、厚壁有许多肌腱和韧带的加入来增加其稳固性并防止肱骨头向上脱位,而下壁相对薄弱,因此肩关节脱位时肱骨头常从下方脱出。

肩关节可做三轴运动,即冠状轴上的屈和伸,矢状轴上的收和展,垂直轴上的旋内、旋外运动和环转运动,在胸锁关节、肩锁关节和肩胛骨旋转运动的配合下外展运动可达180°。在肩关节的灵活运动下,许多体操运动员、杂技运动员和武术爱好者表演着各种复杂的运动,将关节功能发挥到极致。但是肩关节的灵活性和频繁使用也带来了关节的易损伤性,肩周炎让很多人感到苦恼。

肩周炎,全称为肩关节周围炎,是肩关节周围肌肉、韧带、肌腱、滑囊、关节囊等软组织损伤、退变而引起的一种慢性无菌性炎症,以肩关节疼痛和活动不便为主要症状。肩关节可有广泛压痛，并向颈部及肘部放射，还可出现三角肌萎缩。发病年龄大多在 40 岁以上，女性略多于男性，多见于体力劳动者，病因有肩部因素和肩外因素。肩部因素为软组织退行性病变导致对各种外力的承受能力减弱，长期过度活动、姿势不良导致慢性损伤，肩部急性损伤后治疗不当或固定过久。肩外因素有颈椎病，由心、肺、胆道疾病引起的肩部牵涉痛，并可因原发病长期不愈使肩部肌肉持续性痉挛、缺血而形成炎性病灶并转变为真正的肩周炎。治疗上有药物、牵引、理疗、推拿、针灸、封闭、手术等方法，防护保养上要注意肩关节的局部保暖，避免过度劳累，加强身体各关节的活动和户外锻炼。

易脱位的肘关节

肘关节由肱骨远侧端和桡骨、尺骨近端关节面组成，是典型的复关节，在结构上包括三个关节，共同被包在一个关节囊内，分别为肱尺关节、肱桡关节和桡尺近侧关节。肘关节整体有两个运动轴：绕额状轴做屈、伸运动，这一运动轴为肱尺关节和肱桡关节所共有；绕垂直轴可做旋内和旋外运动，这一运动轴为肱桡关节和桡尺近侧关节所共有。

有不少父母在提拉小孩单侧手臂时突然发现小孩的肘关节不能动并疼痛大哭，这是桡骨小头半脱位了，不过这种脱位也容易复位，复位后患儿立刻不疼不哭了。成人也常发生外伤后肘关节脱位，常伴发骨折，这远比儿童的肘关节脱位严重，需立即就医治疗。

不过更多人关注肘关节可能是因为"网球肘"，并且对于为什么自己没打过网球却得了"网球肘"感到很疑惑。"网球肘"其实是"肱骨外上髁炎"的俗称，是肘关节外侧前臂伸肌起点处肌腱发炎疼痛,由前臂伸肌重复用力引起的慢性撕拉伤造成。前臂伸肌肌腱在抓握东西(如网球拍)时收缩、紧张,过多使用这些肌肉会造成这些肌肉起点的肌腱变性、退化和撕裂,患者用力抓握或提举物体时感到肘外侧疼痛,是慢性疲劳综合征的典型例子。网球、羽毛球运动员,家庭主妇,砖瓦工,木工等长期反复用力做肘部活动者都易患此病,患病后应当注意休息,还可配合冷敷、消炎药、护具、热疗、牵拉等,症状缓解后再逐渐做力量练习并恢复运动。

灵巧的双手

手是人体最有特色的器官之一,我们的双手既是劳动的产物,也是劳动的工具。我们从事的各种体力劳动、艺术创作、科学实验、文书记录等精细活动,无不依赖我们灵巧的双手。人类在脑和手的配合下不断地创造着社会财富。

手骨包括腕骨、掌骨和指骨,两个手相互对称,互为镜像。

腕骨由8块骨组成,排成近远两列,每列4块。近侧列自外向内的4块骨是手舟骨、月骨、三角骨、豌豆骨,远侧列自外向内的4块骨是大多角骨、小多角骨、头状骨、钩骨。这些小骨赋予腕灵活性。

掌骨共5块,位于指骨与腕骨间,第1掌骨(位于拇指近侧)最粗短。

指骨共14块,拇指有2节指骨且比其他指骨粗壮,余四指各3节指骨。

精细的双手主要由以下6组关节构成,其中(1)~(3)统称为腕关节。

(1)桡腕关节。可做屈、伸、展、收运动,屈、伸总幅度约为

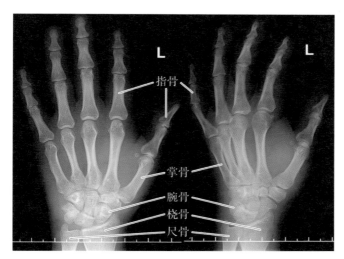

指骨

掌骨
腕骨
桡骨
尺骨

手部结构（正、斜位 X 线片）

150°，屈略大于伸；展、收约 60°，收略大于展。

（2）腕骨间关节。各关节面中有骨间韧带相连。

（3）腕掌关节。拇指腕掌关节为鞍状关节，可做屈、伸、收、展及环展运动；第 2～4 指的腕掌关节属于平面关节，活动度小；第 5 指则活动度稍大。

（4）掌骨间关节。平面关节，活动度小。

（5）掌指关节。球窝关节，可做屈、伸、收、展及微小的旋转运动。

（6）指间关节。只能做屈、伸活动。

手部关节是人体最灵巧、最勤劳的关节，也是最常受伤的关节，当身体面对不良处境时最先做出反应的常常是我们的双手。比如有物体突然飞向我们，我们在躲避的同时要么用手护住身体要害，要么用手拨开飞来的物体，对手的损伤可能伴随而至；

当我们身体失去平衡而摔倒的瞬间,都会下意识地用手撑地,有可能造成腕关节脱位、腕部骨折,特别是在北方的冰雪天,由于户外地滑而导致的老人腕部尺、桡骨骨折非常多见,老人应该注意预防。

其他很多疾病也往往盯上我们的双手,比如腕管综合征可导致手指麻木和功能障碍;手部关节肌肉的长期紧张可致肌腱、韧带的炎症而疼痛;类风湿关节炎、老年性骨关节病、痛风可致指节畸形;慢性肺部疾病、先天性心脏病可导致杵状指;缺铁性贫血、风湿热等可致指甲下凹成匙状指。当我们发现指甲变色时也要当心某些疾病,比如贫血可致甲床苍白;甲癣或营养不良可致指甲灰白、粗糙;先天性心血管病可致甲下暗紫色;服用某些药物可致甲下变蓝;外伤陈旧出血及黑色素瘤可致甲下变黑;长期吸烟者或黄疸患者可致指甲变黄。当出现两手抖动而不能做精细工作时,要排除甲亢、情绪激动、惊吓、饮酒过量、神经衰弱、帕金森病、慢性酒精中毒等状况。手部的异常很容易发现,大家发现双手的异常后应该尽早就医,以免耽误诊治。

强韧的髋关节

髋关节由股骨头与髋臼构成,属多轴球窝关节。股骨头面积的 2/3 是关节面,嵌入髋臼内。关节囊一般坚厚,后下方相对薄弱。关节囊具有多组韧带加强,包括髂股韧带、耻股韧带、坐股韧带、轮匝带、股骨头韧带,其中髂股韧带是全身最强健的韧带。

髋关节可做多轴的运动,但因股骨头深深嵌入髋臼内,又有各种韧带的限制,其运动幅度远小于肩关节。屈髋幅度为80°~

110°,伸髋幅度只有约 30°,展与收的幅度约为 45°,旋转幅度为 40°~50°。

髋关节虽然强健,股骨头却是最易发生缺血坏死的骨头。股骨头缺血性坏死又称股骨头无菌性坏死,原因主要有创伤、慢性酒精中毒及使用糖皮质激素等,初始发生在股骨头的负重区,病变进展致股骨头变形、塌陷。最常见的症状就是疼痛,髋部活动受限,短缩性跛行。磁共振成像(MRI)可早期发现骨坏死灶,能在 X 线片和 CT 片发现异常前做出诊断,放射性核素骨显像也能做到早期诊断。股骨头发生坏死、变形后即使治疗修复也不能恢复到以前的结构,易加速髋关节的退行性病变,如严重影响到关节功能可行髋关节置换术,但如能在病变进展之前就终止病因的侵害,则股骨头的形态及髋关节的功能可较好地得以保留。

忍痛负重的膝关节

随着人们健康意识的增强,越来越多的人爱上了跑步或野外徒步,可是也有不少人因为膝关节的各种不适而跑不起来,只能羡慕别人在跑道上酣畅地挥洒汗水。膝关节病变成为限制许多人活动自由的最常见因素。

膝关节由股骨下端、胫骨上端和髌骨构成,属于滑车关节,是人体最大、最复杂的关节。股骨的内、外侧髁与胫骨的内、外侧髁间有内、外侧半月板(影像上需使用 MRI 才能显示)。膝关节的关节囊薄而松弛,由髌韧带,腓侧副韧带,胫侧副韧带,斜韧带,前、后膝交叉韧带加固。膝关节可做屈、伸运动,在半屈位时可做少许旋内和旋外运动。

膝关节在人体中属负重最大和运动最多的关节,因此也是人体中退化最早、损伤最多的关节。膝关节退行性病变（也称为骨关节炎）是最常见的一种慢性、进展性关节疾病，其病理特点为关节软骨变性、破坏，软骨下骨硬化，关节边缘和软骨下骨反应性增生以及骨赘形成。临床表现可为膝关节肿胀、疼痛、行走困难或行走功能丧失，特点为活动多时疼痛加重，上下楼梯尤为困难，休息时症状减轻。症状轻时可用止痛消炎药、针灸、膏药等治疗，病情重者需手术治疗。要珍惜、爱护我们的膝关节，日常预防应注意走路和劳动的姿势；不穿高跟鞋；避免身体肥胖以减轻膝关节负担；参加跑步或徒步运动时应量力而行、科学锻炼，尤其是在关节已经损伤的情况下更需要节制，可代之以游泳等对膝关节负荷轻的运动；在饮食方面应多吃含蛋白质、钙、胶原蛋白、异黄酮的食物。

忧伤的双足

　　人的直立行走解放了我们的双手，却把全身所有的重量都压到了双足之上。在没有鞋子的年代，人们赤脚走过山地、沼泽或荆棘路面，双足要独自忍受各种地面状况带来的不适或痛苦。有了鞋子之后，双足的待遇显然大大地改善，不过似乎总有一些忧伤挥散不去，古有缠足之苦，近有高跟鞋之伤。古代的"三寸金莲"曾让我们的祖辈遭受了许多痛苦，现代女性虽然不用裹脚了，但是许多女性的双足又被高跟鞋束缚了。适度的鞋跟既舒适又利于行走，但一些过高的鞋跟会给双足甚至全身多部位带来损伤或隐患。

　　双足是处于站立位最低的骨关节部位。足骨包括跗骨 7 块、跖骨 5 块、趾骨 14 块，共 26 块。跗骨相当于手的腕骨，属于短骨，可分为三列，即近侧的距骨和跟骨，中间的舟骨和远侧的第1~3楔骨和骰骨。跖骨为小型长骨，位于足骨的中间部，其形状大致与掌骨相似而更粗壮。趾骨形状和排列与指骨相似，但都较短小。

踝关节是足部最大的关节。大家对踝关节印象最深的就是"崴脚"了，从小到大估计没有几个人没有崴过脚。踝关节由胫、腓骨下端的关节面与距骨滑车构成，又名距骨小腿关节。胫骨的下关节面及内、外踝关节面共同形成"冂"形的关节窝，容纳距骨滑车（关节头）。由于滑车关节面前宽后窄，当足背屈时，较宽的前部进入窝内，关节稳定；但在跖屈时，比如做芭蕾舞动作、穿过高的高跟鞋、走下坡路时，滑车较窄的后部进入窝内，踝关节松动且能做侧方运动，此时踝关节容易发生扭伤（崴脚），因为外踝比内踝长而低，可阻止距骨过度外翻，因而以内翻损伤最多见。

足弓是足部的一个重要结构，是足的跗骨和跖骨借韧带、肌腱共同组成的一个凸向上方的弓形结构，足弓使足坚固、轻巧和有弹性。如果维持足弓的软组织（韧带、肌肉等）先天性发育不良或维持足弓的软组织过度劳损或骨折损伤，可导致足弓塌陷变平，形成扁平足，使足部各关节的运动受限，走、跑、跳的功能减弱，足底神经受压引起不适。发育阶段的青少年儿童要注意劳逸结合，避免站立过久或负荷过重，并加强足肌的锻炼等，以预防扁平足。

足的忧伤其实来自多方面，有高跟鞋带来的烦恼，有易崴伤的担忧，还有痛风信号源的"难舍难分"。

高跟鞋可能给女性朋友增添优雅、婀娜的美感，但长期穿过高的高跟鞋则会对骨骼健康带来较大危害。穿高跟鞋站立和行走时，踝关节处于跖屈状态易致踝关节扭伤，且跖屈状态降低了足弓的防震效果；身体重量集中于脚前掌的第1~3跖骨头处，严重挤压跖骨头及足趾,并可致拇外翻和拇囊炎;膝关节由于负重力线改变,使关节软骨磨损加重,加速关节退变;因身体重心前移,造成骨盆前倾,脊柱弯曲增大,对腰椎和颈椎容易造成损伤和加速退变。所以建议鞋跟高度适度,过高的高跟鞋尽量少穿,以让双脚和身体得到放松,减轻其带来的不良影响。

踝关节容易崴伤,但多数时候可能并不严重,我们可初步判断扭伤程度,如自觉严重或无法判断严重程度时应立即就医,如自觉程度相对较轻则可先自行观察。就医前或自行观察期间应尽量做到:制动,抬高患肢;扭伤 24 小时内应冷敷,将冷水打湿的毛巾或毛巾包裹的冰袋(防止冻伤皮肤)放于患处;扭伤 24 小时后可热敷、适当按摩及外用活血药物。扭伤程度轻者一般数天内疼痛和关节肿胀均可明显缓解,如疼痛缓解不明显且有运动受限,应及早就医。

足部的第 1 跖趾关节是另一个让大家印象深刻的关节。随着大家生活水平的日益提高,每个人的生活圈里都可能遇到几个痛风患者,而他们中大部分的首发症状部位就是第 1 跖趾关节,它简直就是个痛风信号源,而且被它缠上之后,稍不注意就要来骚扰你,从此"难舍难分"。导致痛风的风险因素包括肥胖、饮酒、高血压、高血糖、高嘌呤饮食和某些药物的影响,可以看到痛风与我们的生活方式密切相关,如果我们能早期调整生活方式,避免肥胖,适当控制饮酒,积极配合治疗高血压和糖尿病,那么许多有痛风潜质的人就有可能一辈子不发病,所以大家是不是应该积极行动起来呢?

全身主要的骨和关节大体介绍完了,我们人的寿命说长不长,说短也不短,在这不长不短的岁月里,我们的骨骼要经受各种劳累、衰老和病痛带来的伤害。这些伤害有一些是我们能够控制的,比如过度劳动所致的关节、韧带的损伤,姿势不良导致的某些韧带的慢性炎症,这些疾病在避免过劳、注意劳动姿势、注意休息的情况下往往可以不发生;有一些是我们不能完全把控但可以让其延缓进展的,比如脊柱和关节的退行性病变、痛风等,我们可以通过改变一些不良习惯来延缓关节的衰老,如控制饮食和体型,让痛风减少发作;也有一些是原因不明、完全无法把控的,比如一些意外伤害、骨肿瘤等,这个必须及早就医,别无他途。总之,引起骨和关节疾病的因素中有些是我们能主观控制的,如果我们做好保护和预防,那就可以更大概率地让骨骼健康地陪伴我们一生。

骨的钙、磷代谢

骨是人体钙、磷的储存库,骨基质中含大量的钙盐和磷酸盐,一方面维持着骨的强度,另一方面在多种因素的共同作用下维持着体内钙、磷代谢的平衡。

钙、磷在体内的分布和代谢

钙、磷代谢是指机体从食物中摄取钙和磷,然后参与体内物质的合成和分解,最后被排出体外的全过程。成人钙总量约占体重的 1.5%,即 700~1 400 克,磷总量为 400~800 克,约 99.7% 以上的钙与 87.6% 以上的磷以羟基磷灰石[$Ca_{10}(PO_4)_6(OH)_2$]的形式存在于骨骼和牙齿中。当骨中钙盐减少时会导致骨软化症,使骨骼失去硬度而变软、变形,在儿童时期发生则为佝偻病。

血浆中的钙浓度为(9~11)毫克/100 毫升,以 3 种形式存在：游离钙（Ca^{2+}）约占 45%，与其他离子结合的复合物约占 5%，与血浆蛋白结合的复合物约占 50%。前两者可滤过肾小球而进入肾小管中。血浆中的磷以无机磷酸盐的形式存在，正常溶度为(3.5～4.0)毫克/100 毫升。正常人血浆中钙与磷的浓度相对恒定并维持动态平衡。当血磷升高时，血钙则降低；反之，当血钙升高时，血磷则降低。正常两者的乘积[Ca]×[P]为(35～40)毫克/100 毫升，若[Ca]×[P]>40 毫克/100 毫升，则钙和磷以骨盐形式沉积于骨组织；若[Ca]×[P]<35 毫克/100 毫升，则妨碍骨的钙化，甚至可使骨盐溶解，影响成骨作用。

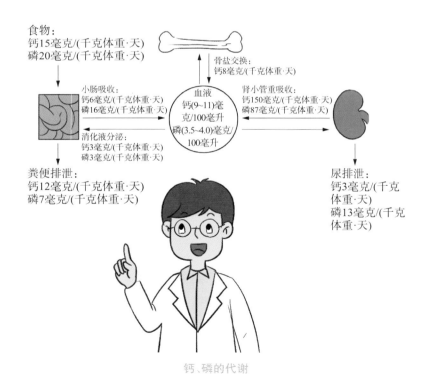

食物：
钙15毫克/(千克体重·天)
磷20毫克/(千克体重·天)

骨盐交换：
钙8毫克/(千克体重·天)

小肠吸收：
钙6毫克/(千克体重·天)
磷16毫克/(千克体重·天)

血液
钙(9～11)毫克/100毫升
磷(3.5～4.0)毫克/100毫升

肾小管重吸收：
钙150毫克/(千克体重·天)
磷87毫克/(千克体重·天)

消化液分泌：
钙3毫克/(千克体重·天)
磷3毫克/(千克体重·天)

粪便排泄：
钙12毫克/(千克体重·天)
磷7毫克/(千克体重·天)

尿排泄：
钙3毫克/(千克体重·天)
磷13毫克/(千克体重·天)

钙、磷的代谢

身体钙的吸收量与需要量相适应，当缺钙时肠道吸收钙的速度增加，反之则吸收速度降低。摄入的钙 80% 从粪便排出，20% 从肾排出，但从肾小球滤过的钙有 98% 被重吸收，因此从尿中排泄不多。磷的吸收部位在小肠的上段，当肠内酸度增加时，磷酸盐的吸收增加，但钙、镁、铁等离子与磷酸结合成不溶性盐时，不易吸收，故当血钙升高时肠内钙浓度增加，从而妨碍磷的吸收。摄入的磷从粪与尿中排出，其中尿的排磷量占总排量的 60%。

每日钙、磷的摄入量与排泄量取得动态平衡，血钙、血磷水平维持相对稳定。这有赖于 3 种物质的协同作用，即甲状旁腺激素、降钙素及维生素 D，当它们在体内的水平偏离时，可引起骨骼的异常变化和临床症状。

三种物质对骨的作用

甲状旁腺激素、降钙素和维生素 D 共同调节体内的钙、磷代谢平衡，当病理因素导致某种物质在体内的含量变化时，骨的健康状况也随之发生改变。

1) 甲状旁腺激素

甲状旁腺激素（PTH）是甲状旁腺主细胞分泌的碱性单链多肽类激素，是调节血钙水平的主要内分泌激素。血钙水平对甲状旁腺激素的分泌起负反馈的调节作用，当血钙超过 12 毫克/100 毫升时，甲状旁腺激素的分泌极少；反之，当血钙低于 4 毫克/100 毫升时，甲状旁腺激素的分泌水平达高峰。甲状旁腺激素通过对骨和肾的影响来实现对血钙和血磷的调节。当甲状旁腺激素增加时可引起高血钙与低血磷。

甲状旁腺激素升高见于如下几种情况：①原发性甲状旁腺

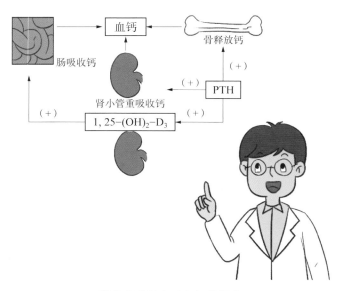

甲状旁腺激素对血钙的调节

功能亢进症,由甲状旁腺腺瘤(约占 80%)、增生肥大(约占 15%)或腺癌(约占 5%)引起;②假性甲状旁腺功能亢进症,如肾癌和支气管肺癌分泌类甲状旁腺激素多肽物质,使 PTH 增高;③继发性甲状旁腺功能亢进症,由慢性肾病、骨软化症、肠吸收不良综合征,以及维生素 D 缺乏与羟化障碍等所致的低钙血症刺激甲状旁腺细胞分泌过多 PTH;④三发性甲状旁腺功能亢进症,长期继发甲状旁腺功能亢进后,可出现自主的甲状旁腺增生或肿瘤。

　　甲状旁腺功能亢进症(甲旁亢)是由于甲状旁腺激素分泌过多,引起高钙血症、肾钙重吸收和尿磷排泄增多,以及肾结石、肾钙质沉着症和以骨皮质吸收为主的骨吸收增加等一系列症候群。骨骼的主要病变为破骨或成骨细胞增多,骨质吸收,骨质脱钙,结缔组织增生构成纤维性骨炎,严重时引起多房囊样改变及"棕色瘤",易发生病理性骨折及畸形。

甲状旁腺激素降低见于如下几种情况:①特发性甲状旁腺功能减退症、低镁血症性甲状旁腺功能减退症、由于 PTH 分泌减少引起的低钙血症及相关症候群;②非甲状腺功能亢进性高钙血症如恶性肿瘤、结节病、维生素 D 中毒、甲状腺功能亢进症等引起高钙血症而反馈抑制 PTH 分泌。相对来说,甲状旁腺激素降低对骨骼影响较少,骨密度可正常或增高,病程长,病情重时可有骨骼疼痛,比如腰背痛、髋部痛。

2) 降钙素

降钙素是甲状腺的滤泡旁细胞(C 细胞)分泌的一种可降低血钙水平的多肽激素。降钙素的分泌量与血钙水平成正比关系。降钙素直接抑制骨质溶解,使释放入血液的骨盐减少,同时骨骼仍继续从血浆中摄取钙,抑制肾小管对钙、磷的重吸收。降钙素也可抑制肾脏中的 $25-(OH)-D_3-1-$羟化酶的作用,因此可抑制 $25-(OH)-D_3$ 转化成 $1,25-(OH)_2-D_3$,而后者能增加肠道对钙的吸收,故降钙素抑制肠道对钙的吸收是间接的。

降钙素升高见于如下情况:①甲状腺髓质癌、肺小细胞癌、胰岛素瘤、类癌、血管活性肠多肽肿瘤、胃肠道癌、乳腺癌等;②急、慢性肾功能不全,肾衰竭,血清降钙素水平可有不同程度的升高;③新生儿、儿童和孕妇骨骼更新快,故血清降钙素水平可升高。

降钙素降低见于如下情况:①甲状腺发育不全或甲状腺全切除者;②重度甲状腺功能亢进症患者;③成年女性血清降钙素水平比男性低,且随年龄的增加而降低,停经妇女降低更为明显。

降钙素能抑制骨的吸收,又能抑制骨自溶作用,使骨髓释放钙减少,同时骨骼不断摄取血浆中的钙,导致血钙降低。降钙素还可抑制骨盐的溶解与转移,抑制骨基质分解,提高骨的更新率。因此,降钙素可以用于许多骨代谢性疾病所引起的骨痛的治疗,如畸形性骨炎、老年性骨质疏松症,还可以用于高钙血症、反射性交感神经营养不良综合征等的治疗。

3) 维生素 D

维生素 D(简称 VD)为脂溶性维生素,是一组具有抗佝偻病作用、结构类似的固醇类衍生物的总称。其中,在动物营养中发挥作用的是维生素 D_3(胆钙化醇,简称 VD_3)、维生素 D_2(麦角骨化醇,简称 VD_2),两种 VD 具有同样的生理作用,可以通过增加小肠的钙、磷吸收而促进骨的钙化和新骨生长,此外尚可调节细胞生长分化和调节免疫功能。VD_3 在肝内转变成 $25-(OH)-D_3$,再在肾内转化成 $1,25$-二羟胆钙化醇$[1,25-(OH)_2-D_3]$,才具有高的代谢活性。在活性强度上,$1,25-(OH)_2-D_3$ 比 VD_3 强 8~10 倍,比 $25-(OH)-D_3$ 约强 2 倍。

VD_2 主要在植物中合成,酵母和麦角等 VD_2 含量较多。VD_3 主要来源于动物,大多数高等动物的表皮和皮肤组织中都含 7-脱氢胆固醇,在阳光或紫外光照射下经光化学反应可转化成 VD_3,阳光中波长 290~315 纳米的紫外线 B 能穿透皮肤而起作用。食物中 VD_3 主要存在于海鱼、动物肝脏、蛋黄和瘦肉、牛奶、鱼肝油、乳酪、坚果和海产品中。人体中的 VD 主要来源于人体自身合成和动物性食物,但富含 VD 的食物并不多,而我们人体的阳光照射效果也难以确定,比如缺少户外活动及使用防晒产品等都会影响皮肤有效合成 VD_3,因此许多人需要额外补充 VD 来保证身体所需。补充维生素 D 能减少 65 岁以上老年人的骨折风险并预防骨质疏松症。

　　VD过多和过少都不利于人体健康,相比较而言,VD缺乏对骨骼影响更大。在生长发育期,VD缺乏使骨骼钙化障碍,影响骨的成长,即佝偻病。婴幼儿由于接受日光照射太少,或食物中VD含量太少,又或因早产、先天不足,或有肝、肾、消化道疾病,导致摄入钙、磷太少,或磷多钙少而致病,初有食欲不振、易哭、多汗、枕秃,后可因骨骼发育问题导致颅骨软化、前囟关闭延迟、牙齿萌出间隔长、齿列不整、鸡胸、肋膈沟、串珠肋(肋骨骺端肥大,可触到圆形隆起)、手镯征(桡骨尺骨骺端肥大,呈圆形隆起)、膝内翻(O形腿)或膝外翻(X形腿)等,这种骨骼的变化往往伴随孩子终生,因而应鼓励母乳喂养,儿童适当补钙及VD,争取多晒太阳,避免VD缺乏。对于妊娠、多产妇女以及体弱多病的老人,可有骨软化症、骨痛、肌无力、脊柱弯曲、骨盆变形、骨压痛、自发性骨折等,应及时补充VD来纠正。

　　VD过多症多见于婴幼儿,为摄入过量VD所致。VD中毒症状主要为高钙血症及由此引起的肾功能损害及软组织钙化所致。临床表现有食欲减退、无力、心搏徐缓、心律失常、恶心、呕吐、烦渴、便秘、多尿等。长期VD过多、高钙血症可致动脉粥样硬化,广泛性软组织钙化和不同程度的肾功能受损,严重时可致死。

　　骨和关节的健康需要依赖钙、磷代谢的稳定和平衡,并接受三种物质的调控。对于甲状旁腺激素、降钙素的变化,普通老百姓无法对其进行观察和调节,只能在有不适症状时就医检查;有一些为肿瘤所致,肿瘤切除后骨骼改变可逐渐恢复正常,比如甲状旁腺腺瘤导致甲状旁腺功能亢进症;而对于继发性甲旁亢,除原发的慢性疾病的维持治疗外,尚需针对血钙、血磷的一些调节治疗,对这些病变早发现、早治疗可以让骨骼少受伤害。针对VD过多或缺乏的情况,事实上,我们有很大的发挥主观能动性的余地,可在自己能把控的范围内做出正确的选择,对其加以控制。比如避免VD补充过多,增加户外活动,多晒太阳,饮食中注意补钙,注意营养均衡等,当然对于失去控制已经发病的,一定要及早就医诊治,并配合饮食的改善调理。

骨骼系统的生长发育和退变

骨和关节从胚胎开始生长发育,构成人体各部位的骨架,支持体重,参与运动,经历幼年的柔弱、壮年的强健,最终进入暮年的衰败,骨和关节在不同阶段呈现出不同的特点。

骨的起源与生长

骨骼起源于中胚层间充质,从胚胎第 8 周开始。间充质先分布成膜状,此后有的在膜的基础上骨化,称为膜化骨,见于颅骨和面骨;其余骨骼则是间充质先发育成软骨,以后再骨化,称为软骨化骨。

在儿童发育期,长骨的纵径生长是在骨骺与干骺端之间的骺板软骨中进行的,直至成年骨骺与干骺完全闭合才停止,如生长发育过程中骺板提前钙化,将影响人体的身高。

各部位骨的生长发育

1)颅的生长发育

新生儿颅与身体比较相对较大,颅高约为身高的 1/4,而成人颅高约占身高的 1/7。胎儿脑及感觉器官发育较早,面颅相对发育晚，新生儿面颅为全颅的 1/7～1/8，成年人面颅增大到全颅的 1/4，老年人骨质因被破骨细胞吸收而变薄，牙齿磨损脱落，面颅再次变小。新生儿颅顶各骨间缝隙交接处的膜称为囟，前囟一般于一岁半左右闭合，后囟于出生后不久即闭合，前囟闭合的早晚可作为婴儿发育的标志和颅内压力变化的测试窗口。

2）脊柱的发育

新生儿脊椎数量是 32～33 块（骶椎 5 块，尾椎 3～4 块）。椎骨在椎体和两侧椎弓各有一个骨化中心，胸、腰椎两侧椎弓的骨化中心在 1 岁时完全融合，颈椎在 1 岁多时融合，骶骨在 7～10 岁时融合，且常融合不良形成脊柱裂。对于椎弓与椎体的融合，颈椎为 3 岁，胸椎为 4～5 岁，腰椎为 6 岁，骶椎为 7 岁或更晚。新生儿的脊柱是由胸椎后凸和骶骨后凸形成的向前弯曲，在出生后 3 个月形成颈曲，出生后 18 个月出现腰曲，从而出现了人类所特有的 4 个矢状面生理弯曲。

3）胸廓的发育

胸廓的形状也有阶段性变化，并与性别、体型、健康状况及生活条件有关。新生儿的胸廓矢状径略等于横径，胸廓呈桶状。6 岁以后，横径逐渐增大。13 岁时，胸廓与成年人相似。15 岁后出现性别差异，女性胸廓上部与下部直径相差不大，胸廓呈短而钝圆形；男性胸廓各径比女性较大，胸廓近似上窄下宽、前后略扁的圆锥形。老年人的胸廓因肋软骨钙化，弹性减小，运动减弱，呈长扁形，肺气肿严重的人则因前后径加大而呈桶状胸。

4）四肢的发育

新生儿四肢许多次级骨化中心尚未出现，在其后生长过程中顺次出现，此时骨关节 X 线片常常显示关节间隙较宽或不能显示骨性关节面。发育相对较早的是膝关节，出生时其股骨下端和胫骨上端的骨骺即已存在,而髋关节远未发育完成,股骨头次级骨化中心在半岁以后才出现,髋臼的Y形软骨需到青春期才逐渐闭合。8块腕骨的骨化中心出现时间与年龄的相关性较好,因而曾以腕部X线片所观察到的腕骨数量来推算骨龄。

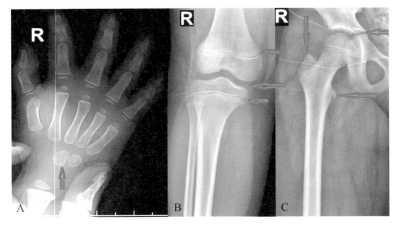

儿童的骨关节

A为1岁,女,腕骨见2枚骨化中心(短箭头);B为8岁,男,膝关节间隙宽于成人(长箭头),股骨及胫骨可见清晰的骨骺板(短箭头);C为9岁,男,髋臼Y形软骨板清晰(短箭头),股骨大转子、小转子可见次级骨化中心(长箭头)。

骨龄

人的生长发育可用两个"年龄"来表示,即生活年龄(日历年龄)和生物年龄(骨龄)。骨龄是骨骼年龄的简称,评价骨龄一般是为了评价儿童身体的生长发育是否与年龄相称,它不仅可以确定儿童的生物学年龄，而且还可以了解儿童的生长发育潜力及性成熟的趋势，预测儿童的成年身高，对一些儿科内分泌疾病的诊断也有很大帮助。骨龄除用于医学方面，还广泛应用于确定运动员的实际年龄及用于司法判案过程。

传统的骨龄评估通常是拍摄手部和腕部 X 光片后由医生判读，有简单计数法、图谱法、评分法和计算机骨龄评分系统等，受生长发育的种族差异与长期趋势的影响。目前最适合中国当代儿童的骨龄标准为《中国青少年儿童手腕骨成熟度及评价方法》（TY/T 3001—2006），是中国目前唯一的行业骨龄标准并广泛应用在医疗、文体及司法领域。通常生物年龄（骨龄）与生活年龄的差值在±1 岁以内的称为发育正常，大于 1 岁的称为发育提前（简称"早熟"），小于－1 岁的称为发育落后（简称"晚熟"）。

骨龄异常通常是儿科某些内分泌疾病的一个表现，如肾上腺皮质增生症或肿瘤、性早熟、甲亢、卵巢颗粒细胞瘤等会导致骨龄提前，而先天性卵巢发育不全（特纳综合征）、软骨发育不全、甲状腺功能减退等会导致骨龄明显落后。

孩子的身高常常是家长比较关心的问题。骨龄与儿童身高密切相关，各年龄阶段的身高与成年后的身高也高度相关，所以根据当前的骨龄可以预测出将来的身高，当然这反映的是一种趋势，身高预测的误差总是难免的。对偏矮或预测较矮的儿童进行科学增高，可从合理营养、适量运动、充足睡眠入手，保证充足且均衡的营养，多参加跳绳、游泳、篮球、跑步等运动，保证充足睡眠。除非是真正需要治疗的矮身材，正常身高的孩子在发育期间是不主张用药的。如果真的觉得孩子需要增高，则应该及时到正规医院的儿科问诊，由医生判断是否需要进行人为干预。

骨和关节的退行性病变

不管你有多么地不情愿,也不管你多么地注意保养,或采用了哪些高科技手段,身体的衰老总是不期而遇,只是来得早晚的问题。我们的身体就像机器,用多了总有坏的一天,但是若养护得好,就可以多用很多年。

骨和关节的衰老表现为骨强度的下降、关节功能的下降,是一个不可阻挡的趋势,再加上疼痛和功能障碍的症状,也就成了一直困扰我们的疾病了,比如颈椎病、腰椎退行性病变、膝关节退行性病变等。关节的退行性病变也称为骨关节炎,是由年龄增长、肥胖、劳损、创伤、关节先天性异常、关节畸形等多种因素引起的关节软骨退化损伤、关节边缘和软骨下骨反应性增生及由此引起一系列相应症状的关节病变的统称,好发于髋、膝、指间和脊椎等关节。

脊柱的退行性病变应该是发生最早的骨关节退行性病变,可早于 20 岁发生,当然这类患者相对较少,初期主要是由不良姿势导致的韧带、肌腱的无菌性炎症。随着年龄的增长,椎间盘会出现水分减少,弹性下降,向周围隆起或突出,挤压神经引起症状,成为常见的腰椎间盘突出症。长期劳动累积的影响,以及某些不良劳动姿势或外伤,会导致韧带、肌腱的损伤和炎症的出现。局部炎性损伤反复发生和修复,在损伤部位出现钙质的沉着并骨化,表现为椎体缘或椎弓关节边缘形成的骨质增生(或称为骨刺、骨赘)。这些骨刺如果不挤压神经或血管则相安无事;如果长在椎体后缘压迫到脊髓和神经根,就可引起相应的症状。这些骨刺其实是身体应对损伤的适应性变化,比如长在椎体边缘的骨刺可以将椎间盘承托得更好，并加大椎体上、下面的面积，降低椎体承受的压强，因为此时椎体的承重能力和椎间盘的弹力都在下降。所以大家不需要一看到骨刺就担心，但是有了症状还是要先就医，多数情况下通过休息并配合药物治疗可以缓解症状，有些情况可能需要手术。

俗话说：人老先老腿。许多人的体力衰退会先表现在腿上，发现自己不再那么能走和跑了，下肢的关节也常出现不舒服。髋和膝关节的病变严重影响人们的活动自由，而尤以膝关节退变的影响最为多见。多种因素会引发或加重膝关节的退行性病变：第一是年龄因素，器官的衰老和身体素质的下降导致了病变隐患的到来；第二，膝关节作为承受体重的关节，在身体的重压之下比其他关节更易磨损，尤其是对于那些肥胖的朋友；第三，膝关节又是人体最大、最复杂且运动最多的关节，这就意味着更容易受到损伤，特别是对于运动爱好者们。还有许多骨关节本身或骨关节之外的因素也会加速关节的退变，比如关节的发育异常、急慢性损伤、结核性关节炎、类风湿性关节炎、痛风、糖尿病、甲状旁腺功能亢进症等，这些因素也同样可作用于其他关节；某些关节还有其独特的病变，比如股骨头坏死是导致髋关节退变的重要因素之一。

关节退行性病变的趋势不可阻挡，伴随着关节的肿胀疼痛、僵直、畸形、关节功能的逐渐丧失等症状，治疗目标主要为缓解疼痛、阻止和延缓疾病的进展、保护关节功能和改善生活质量。治疗方法分为药物治疗、外科治疗和非药物治疗。最常用的缓解骨关节炎疼痛的药物是非甾体抗炎药，虽然疗效确切，但不良反应也不少。本书后面要介绍"云克"治疗，其对骨关节炎患者将会是一个新的有效的选择。对于部分症状重且有适应证者可在关节镜下进行手术治疗。部分关节功能严重受损的患者可接受人工关节置换的治疗方法,这些手术在缓解疼痛、恢复关节功能方面效果显著。非药物治疗如针灸、理疗等也有不错表现。

除了医治之外,骨关节保养就是我们最能发挥主观能动性的方面了,重在预防。我们应减少或避免导致骨关节炎的危险因素,比如控制体重、戒烟,体力劳动者应注意休息,注意劳动操作姿势,减少易致关节损伤的操作(如跪地、蹲下、弯腰、爬楼梯、爬山、走远路、搬重物),避免过度运动和不运动,控制糖尿病和甲旁亢等对骨关节有影响的疾病。对于已有损伤的患者,除了配合治疗,以及遵照上述预防事项外,还需要适当休息,严重者甚至应卧床休息,防止关节的进一步磨损。对于轻中度活动的骨关节炎患者,推荐进行不损伤关节的有氧运动和抗阻耐力锻炼,比如游泳就比较有利于膝关节的保护。

骨和关节从发生、成长,到衰老、退变,是一个自然进程,童年的逐渐长高给我们带来喜悦,壮年强硬的骨骼默默地支撑着我们丰满的生活,老年骨骼的衰退也给每个人带来不同的痛苦和忧伤。人生短暂,为了能够更好地维护健康和享受生活,好好爱护我们的骨骼系统吧!

第 ② 章

原来有你，在骨骼系统颇有建树的核医学"专家"

核医学科是利用放射性核素及其标记物进行临床诊断、疾病治疗以及生物医学研究的学科，核医学科的一切诊断和治疗相关的操作都离不开放射性核素。不同的核素和标记物应用于不同的检查和治疗。这一种种药物就像一个个身怀绝技的"专家"，有的是"诊断专家"，有的是"治疗专家"，在各自领域对疾病进行专病专查和专病专治，使得临床诊断和治疗也更精准和个性化，这一大批"专家"在骨和关节病变的临床诊断和治疗领域发挥着重要作用。

核医学"专家"的"绝技"

自然界 100 多种元素中很多都存在同位素。同一种元素中的中子数不同的核素互称为"同位素"，就像一个家庭中存在几个性格不同的兄弟，一部分兄弟性格较活跃，放射性核素就是其中较活跃的会发生放射性衰变的核素。临床应用的放射性核素则是从这些同位素中挑选出来符合一定要求的核素。因为应用的是同位素，所以我们的科室也曾被大家称为"同位素室"。

放射性核素是不稳定性核素，能够自发性地发生衰变，发出 α、β、γ 射线（粒子），并最终成为稳定性核素。这类核素的放射性衰变特性正是各位核医学"专家"的"绝技"所在，衰变产生的射线是我们日常工作中必不可少的工具。α、β、γ 射线具有不同的特性，因此应用范围也不同，α、β 射线可用于治疗，γ 射线则用于诊断。

α 粒子和 β 粒子属于带电粒子，电离能力强，生物效应也强，能对所在部位细胞造成放射性损伤。因此，能发出 α、β 射线的核素可用来对肿瘤进行体内放射治疗。同时，这两种粒子射程短，决定了它的损伤范围小，而且我们选择应用的这类放射性药物都有较好的靶向性，能像"导弹"一样精准地投向病灶，在对病灶"轰炸"的同时对病灶周围的正常组织不造成伤害。比如 ^{131}I（碘-131）只在甲状腺组织内聚集并发出 β 射线而起作用，^{125}I（碘-125）粒子只照射粒子所在的肿瘤区域，对周围组织影响甚微。

γ 射线属于不带电粒子，电离能力弱，生物效应弱，射程长，能被体外的核医学仪器探测。这些被使用的放射性核素就像我们派出的一个个"侦察兵"，进入人体或实验动物后在不同部位发出强弱不等的"信号（γ 射线）"并被"总部（核医学显像仪器）"接收，"总部"汇集所有信号进行"沙盘标记（重建图像）"。核医学科医生根据这些获取的图像和相关的临床病史资料进行诊断，临床医生则综合影像诊断报告和其他各项检查结果再决定治疗方案并实施治疗，最典型的药物就属 ^{99m}Tc（锝-99m）的各类标记物了，当然还有一系列的正电子药物。

也许有人有源于核弹的恐惧，听到"核素""放射性"就害怕，其实是不必要的。最简单的道理就是国家既然批准这些放射性核素用于临床，并且使用了数十年，就一定是经过层层论证和筛选之后认为这是可行的、合理的、益大于弊的。从现实来说，临床应用中的放射性核素都是非常微量且安全的，用于诊断的 γ 射线在微量情况下不会产生生物效应，而用于治疗的 α 和 β 射线射程很短，只在靶器官起作用，对靶器官之外的脏器基本没有影响。这些放射性核素是我们的好帮手，在规范应用的情况下是不会对身体造成危害的，相反如果我们工作中少了这些核素和标记物，那我们的现代医学将损失很多有效的诊疗手段，很多工作也将无法开展下去。

用于临床诊疗的放射性核素一般具备以下特点：①有适宜的射线种类及能量。诊断用放射性药物只发出 γ 射线，如^{99m}Tc；治疗用放射性药物主要发射 α 射线、β 射线或中子，不发射或少发射 γ 射线，如镭 - 223（radium-223，^{223}Ra）、锶 - 89（strontium-89，^{89}Sr）、钐 - 153（samarium-153，^{153}Sm）。②适宜的半衰期。半衰期太长或太短均不利于临床应用，诊断用核素的半衰期以数十分钟至数小时为宜，而治疗用放射性核素的半衰期以 10 天以上为宜。③使用安全。诊断用 γ 射线在极微量下即可完成脏器的影像显像，对人体及周围环境不造成伤害；治疗用核素药物靶向性好，射线射程短，作用范围小，在体内或体表使用的放射性核素及其衰变产物所引起的不良反应小，并且体内清除率较高，放射性核素的比活度及放射性纯度高。基于放射性核素的安全性和敏感性，以及常见药物的亲骨性特点，核医学在骨关节炎和骨转移瘤等骨病的诊断和治疗方面发挥了重要作用，在临床中的应用范围也不断扩大。

虽然放射性核素有优良的表现，但为了保证治疗效果及安全性,仍然需要严格把握适应证,比如对骨转移瘤的治疗,需经影像、病理等确诊,表现为成骨性病灶为主,伴随严重骨痛症状,肝肾功能正常且血白细胞计数大于 $3.5×10^9$/升和血小板计数大于 $75×10^9$/升等。而对于部分转移瘤患者,放射性核素应为禁忌,比如已经发展至恶性肿瘤终末期,或接受多次放化疗后症状未缓解者,前期接受多种治疗后骨髓功能抑制严重者,肝、肾功能及血常规结果异常者,骨转移灶无成骨表现者,骨转移灶位于脊柱且有明显脊髓压迫者。当然这些适应证和禁忌证由于医学发展的不同时期和不同地方的应用习惯会有一些差异,一般以当时的专业学会推荐的治疗指南为准。

随着医学实践和科研的发展,应用于临床的核素和标记物也越来越多,这些"专家"用于临床和科研等各领域,下面将为大家介绍数种与骨和关节疾病诊断和治疗相关的"专家"。不过不同的医院由于使用习惯、供药情况的不同而有不同的"专家"坐诊,这个也不用奇怪,医生会根据您的病情推荐最佳的选择。

"万能核素"——锝-99m

锝-99m(technetium-99m,^{99m}Tc)属于"诊断专家",因其在核医学界能标记的显像剂最多、应用最广泛而被誉为"万能核素"。

锝(technetium),元素符号为 Tc,为银白色金属,原子序数为 43,相对原子质量为 98.906 2,在元素周期表中属于ⅦB族,是首个以人工方法制得的元素,在 1936—1937 年首先实现了用人工方法制取它。在自然界仅发现极少量的锝,目前已发现相对原子质量为 90～110 的全部锝同位素，但我们只选用其中的一种——锝-99m。

我们核医学所用的 ^{99m}Tc 是 ^{99}Tc 的激发态同质异能素（核内的质子数和中子数相同而能量状态不同）。从 ^{99m}Tc 到 ^{99}Tc 发生的是 γ 衰变，半衰期为 6.02 小时，此后 ^{99}Tc 以 β 衰变方式衰变，产物为 ^{99}Ru，但其半衰期长达 211 100 年，故 ^{99}Tc 几乎可以当作稳定性核素对待。^{99m}Tc 具有良好的显像剂特性，包括：①理想的半衰期；②单一的 γ 射线，99％ 为 140 千电子伏特（keV）；③所需剂量小，无毒；④化学性质、生物特性适宜标记所有核医学显像药物。

医用 ^{99m}Tc 为 ^{99}Mo–^{99m}Tc 发生器产生，用生理盐水淋洗得到 ^{99m}TcO$_4^-$，可直接用于甲状腺显像，或与多种螯合物反应制成各种不同的 SPECT 显像剂，用于不同的核医学检查项目，如常见的骨显像用的是 MDP（亚甲基二膦酸盐）、肾动态显像用的是 DTPA（二乙撑三胺五乙酸）和 EC（双半胱氨酸）、肺灌注显像用的是 MAA（聚合白蛋白）、心肌灌注显像用的是 MIBI（甲氧基异丁基异腈）、脑血流灌注显像用的是 ECD（双半胱乙酯）等。^{99m}Tc 有"万能核素"的称号，骨显像所用显像剂只是其中的一部分。

锝药用于骨显像剂主要有两大类——^{99m}Tc 标记的磷酸盐和膦酸盐。前者因骨显像质量差而少用于骨显像；后者在体内稳定、血液清除率快、骨组织摄取迅速、靶本比高，是理想的骨显像剂，常用的有 ^{99m}Tc–MDP 和 ^{99m}Tc–HMDP（羟基亚甲基二膦酸盐），其中又以 ^{99m}Tc–MDP 使用更为普遍。

我们知道骨组织由有机物、无机盐和水组成，其中无机盐的主要成分是羟基磷灰石晶体，其表面积相当大。全身骨骼相当于一个巨大的离子交换柱,通过离子交换和化学吸附两种方式从体液中获得磷酸盐和其他元素来完成骨的代谢更新。骨显像也正是利用了骨的这一特性,使放射性核素标记物^{99m}Tc - MDP得以沉积于骨组织内,利用核医学显像仪器 SPECT(现多为SPECT/CT)探测显像剂在骨骼内的分布而形成全身骨骼影像。当骨的局部血流灌注增加、无机盐代谢更新速度增加、成骨细胞活跃和新骨形成时,可在该处骨组织聚集更多的显像剂,表现为下图中的显像剂浓聚区(热区,图片中伪彩较亮的部位),如成骨型转移瘤、骨关节炎活动期即表现为热区;反之,当骨的局部

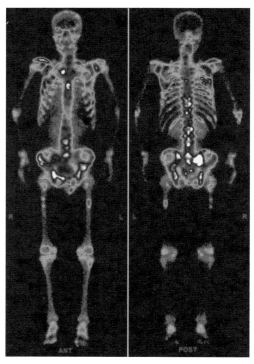

^{99m}Tc - MDP 全身骨显像(前列腺癌多发骨转移)

血流灌注减少、无机盐代谢更新速度减慢、成骨细胞活跃程度降低或发生溶骨性改变时，局部显像剂将表现为稀疏或缺损（冷区，图片中伪彩相对不亮的部位），如溶骨性转移瘤、关节退行性病变的囊变区即表现为冷区。

根据 ^{99m}Tc - MDP 全身骨显像图像上放射性浓聚灶的位置、形态、数量、浓聚程度的不同，以及综合临床信息，我们可以对骨骼病变作出定位、定量、定性或倾向性诊断。根据骨三相检查，我们还可判断局部骨骼和软组织病灶的血供丰富程度。总体来说，^{99m}Tc - MDP 全身骨显像更多地反映了病灶局部的成骨活跃程度及血供丰富程度的信息，反映了局部生理或病理功能的变化，属功能影像范畴。相比于 X 线片、CT 等解剖影像范畴，^{99m}Tc - MDP 骨显像常可更早期地发现骨骼病变，其在以下方面常有优越表现：①诊断恶性肿瘤患者有否骨转移及骨转移灶的治疗随访；②对于原发性骨肿瘤患者，评价病灶侵犯范围、转移及复发情况；③骨痛的筛查；④早期诊断骨髓炎；⑤股骨头无菌性坏死的早期诊断；⑥代谢性骨病的诊断；⑦关节炎的诊断；⑧隐匿性骨折的诊断；⑨骨折愈合情况评价；⑩移植骨的血供和存活情况评价；⑪人工关节置换后的随访，鉴别假体松动与感染；⑫骨活检定位。其中骨转移病灶对 ^{99m}Tc - MDP 的浓聚程度反映了转移灶的成骨程度，从而还有利于确定其他亲骨型放射性治疗核素对骨转移灶的可能疗效，为是否请出后面数位"治疗专家"进行骨转移灶治疗提供依据。

 优秀的正电子核素——氟-18

氟-18(fluorine-18，^{18}F)，元素符号为 F，为非金属元素氟

的同位素，原子序数为 9，相对原子质量为 18，发生 β^+ 衰变，半衰期为 109.8 分钟。^{18}F 标显像剂需 PET（正电子发射型计算机断层仪）进行采集显像，不同于 ^{99m}Tc 标的单光子显像剂。^{18}F 也属于"诊断专家"，之所以称其为"优秀的正电子核素"，一方面是指其有非常理想的半衰期，另一方面当然是因为其标记的"世纪分子"——^{18}F - FDG（氟代脱氧葡萄糖）所获得的广泛赞誉了。核素半衰期太短的话，不利于药物的生产、运输和最终用于患者检查的一系列操作，半衰期太长则增加了患者的受照射剂量和对周围环境的影响，而约 2 小时的半衰期，再加上人体代谢所致的生物半衰期，有效半衰期约为 1 小时，患者检查后可在较短的时间内消除体内的辐射残余。

医疗用 ^{18}F 是在回旋加速器中用 H^- 粒子轰击富氧水得到。H_2 在离子源的电离下形成 H^+ 和 H^- 粒子，H^- 粒子在 D 电盒作用下加速，在主磁体的作用下做圆周运动，通过 C 膜剥离电子形成质子轰击 ^{18}O - H_2O，核反应式为 $^{18}O + {}^1H \longrightarrow {}^{18}F + {}^1n$。其后根据不同需要而合成 $Na^{18}F$、^{18}F - FDG 或其他 ^{18}F 标显像剂。

^{18}F 标显像剂进入人体后发生 β^+ 衰变，衰变式为 $^{18}F \longrightarrow {}^{18}O + \beta^+ + \upsilon + 0.663$ 兆电子伏特（MeV）。β^+ 粒子是一种反物质，不能在环境中存在，因此 β^+ 粒子产生后在极短的时间内就与环境中大量存在的自由电子（β^- 粒子）结合，正负两个电子的静止质量转化为两个方向相反、能量各为 0.511 MeV 的 γ 光子而自身消失，这一过程称为湮没辐射，这成对的 γ 光子即是我们所需要的 PET 显像的信号来源。正电子药物每次衰变产生成对的 γ 光子，而 ^{99m}Tc 每次衰变产生一个 γ 光子，因

漫话核医学与骨骼健康

此 ^{99m}Tc 的化合物称为单光子核素药物,其显像仪器也为单光子发射型计算机断层显像仪(SPECT)。

敏感的亲骨显像剂——Na^{18}F

Na^{18}F 在 1962 年由 Blau 等合成,1972 年被美国食品药品监督管理局(Food and Drug Administration,FDA)批准应用于临床,但由于受当时生产条件及显像设备的限制而未能广泛用于临床,并被更便利的 ^{99m}Tc - MDP 取代。近年来,由于国内外 PET/CT 的广泛普及,并且 ^{18}F 较以前更易获得,其相关临床应用研究也日渐增多。

Na^{18}F 由静脉注射进入血循环后,可选择性地吸附于骨骼系统。吸附过程与 ^{99m}Tc - MDP 类似,但 Na^{18}F 沉积速度更快且血液清除速度快,^{99m}Tc - MDP 注射后要间隔 3~4 小时显像,而 Na^{18}F 只需间隔 1 小时,且软组织本底低,肾脏及膀胱影浅淡,骨骼清晰。在骨转移显像上,Na^{18}F PET 具有明显高于 ^{99m}Tc - MDP SPECT 的灵敏度,不仅包括成骨性、混合性转移灶,对溶骨性伴轻度成骨反应的病灶也能清晰显示,尤其在使用 Na^{18}F PET/CT 时借助 CT 的解剖优势能更清楚地观察病灶,提高诊断效能,当然其优越性也与 PET/CT 优于 SPECT 有关。

虽然 Na^{18}F 骨显像在检查过程和图像质量上要优于当前普遍运用的 ^{99m}Tc - MDP 骨显像,但相比于肿瘤影像利器 ^{18}F - FDG PET/CT,Na^{18}F PET/CT 仅用于检出骨病灶,反映骨病灶的成骨信息,性价比难以匹敌 ^{18}F - FDG PET/CT。由于显像原理的不同,^{18}F - FDG PET/CT 能检出各种代谢增高的骨病灶,能反映各种类型骨转移灶的肿瘤细胞葡萄糖代谢活跃水平,对骨转移瘤病灶的检出和判断比 $Na^{18}F$ 更敏感和准确,此外还能对骨外的肿瘤病灶进行全身评价,更有利于临床的治疗决策。因此,$Na^{18}F$ 骨显像的临床应用相对 $^{18}F-FDG\ PET/CT$ 要局限,加之 $Na^{18}F$ 供药毕竟不如 $^{99m}Tc-MDP$ 便利,开展该项检查的医院目前还不多。

"世纪分子"——$^{18}F-FDG$

$^{18}F-FDG$ 是指氟代脱氧葡萄糖,全称为 2-氟-2-脱氧-D-葡萄糖,简称 FDG,是将 ^{18}F 标记在葡萄糖分子上的正电子显像剂,是 PET/CT 显像的主要显像剂。葡萄糖是人体三大营养物质之一,将葡萄糖类似物 $^{18}F-FDG$ 注入体内,可被体内细胞误当作葡萄糖分子而摄入并暂留于细胞内。$^{18}F-FDG$ 在不同组织的分布差异能准确反映体内器官/组织的葡萄糖代谢水平,从而区分体内脏器的病理或生理状态。$^{18}F-FDG$ 因其良好的特性和广泛的适用性而被誉为"世纪分子",它所依赖的显像仪器正是鼎鼎大名的 PET/CT。

恶性肿瘤细胞代谢旺盛,对葡萄糖的需求增加,因此静脉注射 $^{18}F-FDG$ 后,大多数恶性肿瘤病灶会表现为对 $^{18}F-FDG$ 的高摄取。因此,可应用 $^{18}F-FDG\ PET/CT$ 显像早期发现全身恶性肿瘤病灶,并对肿瘤进行临床分期、疗效判断、评估预后等,指导临床治疗决策。炎性组织同样会比正常组织消耗更多的葡萄糖,因此部分炎性病变也可在 $^{18}F-FDG$ 显像时呈现阳性。此外,通过对心肌、脑组织的 $^{18}F-FDG$ 糖代谢功能测定,可早期发现和诊断存活心肌和脑功能性病变,干预疾病的发生发展,达到早期防治目的。

得益于 ^{18}F - FDG 的葡萄糖类似物的特性,^{18}F - FDG PET/CT 在骨和关节疾病的诊断上同样有不俗表现,尤其是对恶性肿瘤骨转移灶的评价。^{18}F - FDG 检出骨转移病灶的原理不同于 ^{99m}Tc - MDP 和 Na^{18}F 的化学吸附,而是因为肿瘤细胞对葡萄糖的疯狂摄取,因此骨转移病灶里肿瘤细胞越多、肿瘤分化越差、恶性程度越高则对 ^{18}F - FDG 摄取越高,而与转移瘤是否成骨无关。比如某溶骨性病灶可因成骨活动不明显而在 ^{99m}Tc - MDP 和 Na^{18}F 显像时呈阴性结果,而 ^{18}F - FDG PET/CT 可敏感显示其肿瘤活性和病灶范围。当某骨转移灶因治疗有效而溶骨性病灶消失,代之以骨质硬化灶并持续较长时间,在 ^{99m}Tc - MDP 和 Na^{18}F 显像时会呈阳性,但因病灶内没有肿瘤细胞且其骨修复和塑形活动缓慢或趋于停止而耗能不高,因此在 ^{18}F - FDG PET/CT 上会显示其 ^{18}F - FDG 摄取不高或仅略增高,更能体现病灶当前恢复期的状态。再加上 ^{99m}Tc - MDP 和 Na^{18}F 显像较单一(只显示骨病灶),而 ^{18}F - FDG 显像展示的是全身各组织器官的病灶,可更好地对骨病灶做出综合判断以及对全身病灶进行总体评价。因此,对于肿瘤骨转移病灶的检出,^{18}F - FDG 显像比 ^{99m}Tc - MDP 和 Na^{18}F 显像更敏感、准确、全面,也更能显示肿瘤的活性水平,对疗效和预后判断更有价值。

虽然大多数恶性肿瘤都会表现出对 ^{18}F - FDG 的明显高摄取,但是也有少数的恶性肿瘤对 ^{18}F - FDG 摄取增高不够显著,比如肺腺癌中的微浸润癌、高分化肝细胞肝癌、含印戒细胞比较多的胃肠道腺癌、较小的肾脏透明细胞癌、高分化神经内分泌肿瘤等。虽然这些病变多处于低度恶性阶段,骨转移相对少,但当

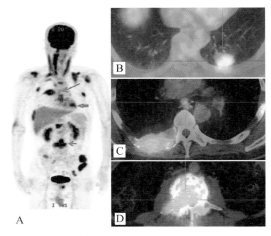

^{18}F－FDG PET/CT 显像

A～D 为同一患者,左肺下叶癌(A 图空心箭头
及 B 图十字光标)伴多发转移

其发生骨转移时,其转移灶也往往表现出^{18}F－FDG 的低摄取,如碰巧此时病灶的溶骨和成骨征象也不明显,而且合并有骨髓增生活跃时,可导致骨转移灶被掩盖,使病灶检出的敏感度下降。所以^{18}F－FDG 虽然够优秀,但也做不到万能。此时如有必要,临床可考虑选择其他类型的显像剂以弥补^{18}F－FDG 的不足,比如核苷酸代谢显像剂^{18}F－FLT、肿瘤乏氧显像剂^{18}F－FMISO、氨基酸代谢显像剂^{18}F－FET 等,还可以用其他正电子核素合成的^{11}C－choline、^{11}C－MET 等。它们根据自己的特性被用于不同的显像领域,但是都没有^{18}F－FDG 应用广泛。

^{18}F－FDG 作为一种广谱的显像剂,对骨关节的炎症也能清楚显示,比如骨关节炎(关节退行性病变)、类风湿性关节炎或其他特异性和非特异性的关节炎症,可显示受累关节软组织的肿

漫话核医学与骨骼健康

胀、骨质的破坏及代谢增高，并提示引流区淋巴结的代谢增高或其他有关的脏器受累情况。其[18]F - FDG 代谢增高处提示的是炎症的活动性，因此更有利于临床综合把握病变程度、累及范围等信息。对于某些患者无法描述的全身不适症状，[18]F - FDG PET/CT 也常能提供较合理的影像证据或进一步检查的方向，比如指导临床是否需要在某特殊部位做骨穿活检，或者建议取某个部位的淋巴结活检等。

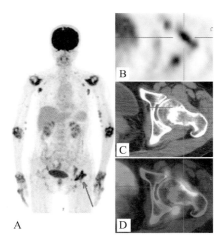

[18]F - FDG PET/CT 显像

A～D 为同一患者，类风湿性关节炎，双肩、肘、腕、手及左髋关节多发病灶

🦴 骨关节慢性炎症患者的福音——"云克"

"云克"是人工微量元素锝[99Tc]与亚甲基二膦酸盐（MDP）形成的螯合物的商品名，是中国核动力研究设计院成都同位素应用研究所李茂良课题组于 20 世纪 90 年代研制成功的高效、低毒、抗类风湿性关节炎和骨质疏松等疾病的新药,为世界首创,是我国自 20 世纪 60 年代起至今两个国产核素药物之一,可作为普通药品在临床使用。

前文提到了骨显像剂 $^{99m}Tc - MDP$,其发生 γ 衰变之后的产物即为"云克"。与 $^{99m}Tc - MDP$ 易浓聚于成骨性病变部位的特性一样,"云克"也是在骨关节病变处具有相对高的浓聚并在此发挥治疗作用,具有明显的靶向性。只是由于骨显像检查时所用 $^{99m}Tc - MDP$ 剂量太少,在微小剂量下表现不出对类风湿性关节炎的治疗作用。

经实验和临床验证,"云克"能通过独特的免疫调节机制,抑制巨噬细胞产生白介素 1(IL - 1),发挥抗炎抗风湿作用。"云克"中的亚甲基二膦酸盐(MDP)通过螯合金属离子可降低胶原酶的活性,具有较强的消炎镇痛作用并防止胶原酶对关节软骨、滑膜组织的分解破坏作用。"云克"中的人工微量元素锝在低价态时容易通过得失电子而清除人体内的自由基,防止免疫复合物的形成,保护超氧化物歧化酶(SOD)的活力,抑制免疫调节因子的产生,避免对骨组织进一步产生破坏。二者联合应用具有调节免疫功能的作用,可有效抑制免疫反应,降低多种标志性细胞因子水平,抑制破骨细胞活性,同时促进成骨细胞分裂增殖,从而修复骨侵蚀,恢复关节功能;"云克"还能抑制前列腺素的合成,具有明显镇痛作用。

"云克"治疗类风湿性关节炎总有效率超过 85%,患者的生活质量能获得大幅度改善。由于其对骨关节病灶的消炎镇痛作用,现已普遍用于治疗类风湿性关节炎、强直性脊柱炎、肿瘤骨转移等多种免疫性疾病和骨性疾病。

"云克"在临床应用中具有如下几个特点：①不良反应少而轻微，比常用的抗类风湿药物毒性低，无致癌倾向；②"云克"在机体内具有较长的半衰期(此半衰期不是指放射性核素的物理半衰期，而是药物经人体生理代谢从体内排出的生物半衰期)，可以将其看作长效的自由基清除剂；③"云克"具有良好的骨关节靶向性，适应证广，起效快，远期疗效好，用药量少。前述几个特点使得"云克"在临床上得以安全高效地发挥作用。当然对于不同的病症，用药时间也有较大差别，比如对于肩周炎、痛风、风湿痛等，每日静注一针，一般 10 针可达到治疗效果；而对于各类型骨质疏松、畸形性骨炎等则每周静注两针，持续半年至一年。

 ## 肿瘤骨转移止痛"专家"——锶- 89

锶- 89(strontium-89，^{89}Sr)于 2005 年开始作为放射性治疗药物应用于临床，是一个发射纯 β 射线的放射性核素。β 射线能量为 1.49 MeV，半衰期为 50.5 天，组织中最大射程为 6.7 毫米。^{89}Sr 是一个亲骨性核素，具有与钙相似的特性，注入体内后的分布与钙相似，并与体内钙离子存在相互竞争作用，能聚集在有骨转移灶的活性成骨组织中，是一种有效的骨肿瘤内照射治疗剂。

^{89}Sr 的主要应用形式为 ^{89}SrCl$_2$，静注给药后能够快速地靶向聚集在骨转移病灶，用药 10 天后在骨病灶内浓度可达到峰值。与人体正常组织相比，^{89}Sr 在骨转移病灶的聚集量要高出 2～25 倍；在正常骨组织内的生物半衰期仅为 14 天，在骨转移病灶内的生物半衰期大于 50 天，比 ^{89}Sr 的物理半衰期还要长。

转移灶内⁸⁹Sr 的停留时间很长，可能是从正常骨中释放的⁸⁹Sr 出现再循环而由转移灶重新摄取所致。随着时间的延长，⁸⁹Sr 被更深层的骨母细胞置换而不是停留在骨表面，骨病灶接受的辐射剂量为正常骨的 10 倍左右，这种分布差异有利于治疗病灶而保护正常组织。病灶部位沉积的核素的治疗作用能够持续 3～6 个月，给药 3 个月后全身残留量为 10%～88%，约 90% 从肾排泄，其余少量由粪便排出。

^{89}Sr 的治疗作用主要是利用其发射 β 射线杀死癌细胞来镇痛和治疗骨转移灶，以改善患者的生活质量，缓解病情，延长生命。^{89}SrCl$_2$ 聚集发射的 β 射线在集中照射肿瘤病灶的同时，还能够抑制前列腺素、缓激肽的产生，阻断痛觉冲动的传导，从而达到止痛效果。在临床应用过程中，^{89}Sr 主要对靶组织进行照射，对周围正常组织的照射剂量小，安全性较高。^{89}Sr 引起的主要不良反应为骨髓抑制，临床表现为血小板与白细胞计数减少等，但血小板与白细胞计数的减少属可逆性。

对患者治疗前需要有适当的准备，这些准备工作其实也同样适用于其他放射性核素骨病治疗，目的是准确把握治疗方法，降低风险并最大程度发挥放射性核素的治疗作用。这些准备工作主要包括：①全身骨显像评价病灶成骨程度；②肝功能、肾功能、血常规、尿常规化验；③近期进行过化疗的患者需要有 1～2 周间隔；④低钙饮食。尽管⁸⁹Sr 使用安全度高，仍有部分患者不宜使用，包括：①妊娠、哺乳期妇女和儿童患者禁用；②放化疗后造血机能已经损害的患者禁用（血小板≤75×10^9/升，白细胞≤3.5×10^9/升）；③有严重肝肾功能障碍的患者禁用；④未证明骨转移灶确实存在的患者不推荐使用；⑤脊椎转移造成脊髓压迫或瘫痪的患者不推荐使用；⑥进行过细胞毒素治疗的患者不推荐使用。

^{89}Sr 对骨转移灶骨痛的缓解作用,对前列腺癌患者有效率为 80%,对乳腺癌患者有效率为 89%。注射 ^{89}Sr 以后数天内即约有 1/3 的患者获得显著的止痛效果,疼痛很快缓解或者消失,总体疼痛缓解维持时间为 3～12 个月(平均为 6 个月),止痛药用量减少 25% 以上。^{89}SrCl$_2$ 治疗一次后平均无痛时间为(3.3±2.3)个月。对那些首次从 ^{89}Sr 治疗中获益而无骨髓抑制征象的患者可进行多次重复治疗,其疼痛缓解时间也相应呈持续性增加,疼痛消失的维持时间相应延长。因此,为了防止疼痛复发,可每 3 个月重复治疗,如再次给予 ^{89}Sr 治疗,要重新评价患者的血液学指标,与上一次 ^{89}Sr 治疗的间隔时间应大于 3 个月。据报道,用 ^{89}Sr 重复治疗最多者超过 10 次,这预示其疗效好且预后也相对好,而且一些初次治疗无效者也可能在重复治疗后有效。注射 ^{89}Sr 以后有 5%～20% 的前列腺癌患者可能在 5～10 天内出现疼痛增加,并持续 2～4 天,这是反跳现象或骨痛闪烁(pain flare),其机理尚不清楚,但骨痛闪烁现象的出现通常预示会有好的疗效。

用 ^{89}Sr 治疗以后,有 20% 的患者白细胞和血小板计数与基础值比较无明显变化;有 20% 的患者白细胞和血小板计数降低,一般是肿瘤细胞已转移到骨髓的患者其血小板计数降低较明显;骨髓中无肿瘤细胞浸润的患者其血小板计数下降的幅度小于基础值的 20%,但 1～2 个月后可恢复到治疗前的水平而无需输入血小板。这些患者血小板、白细胞计数可逆性下降一般发生在用药后 4～8 周,12 周后部分患者可恢复正常,故推荐重复治疗者以 3 个月为间隔时间。在多次重复注射甚至超过

10 次的患者中,虽然有些患者的白细胞及血小板计数与基础值比较下降了至少 25%,但未发现导致严重骨髓抑制的病例,这给用^{89}Sr 止痛的患者提供了信心。^{89}Sr 所发射的 β 射线对医院的工作人员、家庭成员和火葬场的工作人员都没有辐射危害,因此周围人群也可以放心地与其共处。

在前列腺癌患者常规治疗(内分泌治疗和放、化疗)失败后,^{89}Sr 治疗仍然效果理想,其在前列腺癌患者中的完全反应率为 88%,治疗后一些溶骨型病灶已经转换成硬化型改变,可以看见明显的骨小梁的修复,肿瘤标记物如前列腺特异抗原 PSA、碱性和酸性磷酸酶都有所降低。对于广泛多发骨转移灶的患者应推荐选用^{89}Sr 治疗,这是对局部放疗有效的辅助治疗手段,可以延缓疾病发展,减少新的疼痛部位的发生和进一步放疗的需求。此外,^{89}Sr 也可用于肺癌、肾癌、鼻咽癌等其他癌所致骨转移疼痛的治疗,对于其成骨型转移灶可表现出相似的疗效。

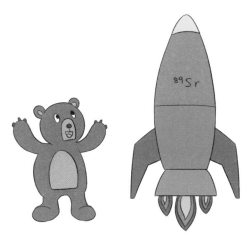

为骨转移灶止痛的锶 - 89"导弹"

自带信号发射器的骨转移瘤止痛"专家"——钐-153

钐-153(samarium-153，^{153}Sm)具有治疗骨转移癌最理想的物理特性，既发射β射线，又发射γ射线，这γ射线正好可以用来监测药物在体内的分布情况。^{153}Sm 半衰期为 46.8 小时，发射的β射线能量为 0.810 MeV(20%)、0.702 MeV(50%)和 0.632 MeV(30%)，β射线的射程较短(3.4 毫米)，对骨髓的辐射影响较小；^{153}Sm 发射的γ射线为 103 keV(29.8%)，可方便监测病灶变化及药物残留情况，对环境的影响极轻微。

^{153}Sm 的乙二胺四亚甲基膦酸(^{153}Sm - EDTMP)为^{153}Sm 的主要应用形式，其体内生物分布与^{99m}Tc - MDP 相似。虽然其半衰期较短，但亲骨性及亲肿瘤性较高，治疗前列腺癌和乳腺癌骨转移灶可以获得最好效果。总止痛有效率超过 87%，疼痛缓解时间可以持续 4~40 周，平均 8 周；可重复用药，重复用药者疼痛缓解时间更长，持续 4~52 周，平均 24 周。药物的亲肿瘤性使其对肿瘤本身也有杀伤作用，能使肿瘤缩小或消失。

骨转移癌患者接受^{153}Sm - EDTMP 治疗后，药物吸收率为 50%~65%，能够聚集在骨损伤部位，浓度高于健康骨组织的 5 倍以上。注射后血液清除很快，0.5 小时内经尿排出 16.9%，3 小时内排出 51.6%，6 小时内排出 59.1%，6 小时以后全身存留量稳定在 40%左右，其中 90%为骨摄取，10%为肌肉摄取，肝摄取很少(<1%)，其他脏器和组织摄取更微。骨转移病灶越多，骨摄取的放射性药物也越多。^{153}Sm 引起的不良反应主要为骨髓抑制，血小板及白细胞计数暂时性下降为骨髓抑制的主要表现形

式,治疗时应避免与外照射治疗或化疗同时应用。其次,^{153}Sm 也会有轻度和自限性的疼痛加剧,可用止痛剂控制并很快消失。

与 ^{89}Sr 相比,用 ^{153}Sm 治疗的骨痛总缓解率和骨转移灶治疗总有效率稍低,但 ^{153}Sm 具有治疗期间可实施骨显像检查的优势,有利于患者治疗效果的监测,且价格相对便宜,同时也能够有效缓解患者的骨痛症状,可以在一定程度上抑制转移病灶的发展,具有较高的临床应用价值。但 ^{153}Sm 的半衰期短,因此要求患者需要在最短的时间内完成治疗,以免影响治疗效果。

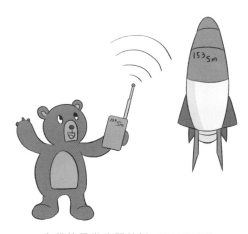

自带信号发生器的钐- 153"导弹"

 居里夫人的伟大贡献——镭- 223

说到镭(radium)就不得不说起一个大家都熟悉的名字——居里夫人。玛丽·居里(Marie Curie)是法国著名波兰裔科学家、物理学家、化学家。1897 年,居里夫妇在贝克勒尔发现铀元素及其放射性的启示下展开了对放射性物质的研究,并于 1898 年 12 月 26 日宣布他们发现了一个比铀的放射性强百万倍的新元素——镭,奠定了现代放射化学的基础,为人类社会的进步做出了伟大的贡献。1903 年,居里夫妇和贝克勒尔因放射性研究而共同获得诺贝尔物理学奖;1911 年,居里夫人又因发现元素钋和镭再次获得诺贝尔化学奖,成为世界上第一个两次获得诺贝尔奖的人。在她的指导下,人们第一次将放射性同位素用于治疗癌症。令人痛惜的是,由于长期接触放射性物质,居里夫人于 1934 年 7 月 4 日因白血病逝世。

镭是第 ⅡA 族元素,原子序数为 88,元素符号为 Ra。纯的金属镭是几乎无色的,但是暴露在空气中会与氮气反应产生黑色的氮化镭(Ra_3N_2)。治疗用药是其同位素镭-223(^{223}Ra)的氯化物二氯化镭,为白色固体,加热后发出青绿色荧光,不溶于水,极难溶于浓盐酸。^{223}Ra 的半衰期为 11.43 天,衰减为 ^{219}Rn(氡),衰变式为 $^{223}Ra \longrightarrow {}^{219}Rn + {}^4He + Q$,其中,$Q$ 表示衰变能,在主要放出 α 射线(95.3%)的同时,还能放出 β 射线和 γ 射线。^{223}Ra 产生的一种途径是天然放射性 ^{226}Ra 受到中子照射后形成 ^{227}Ra,经过 42.2 分钟的半衰期得到 ^{223}Rn,然后经过 23.3 分钟的半衰期得到 ^{223}Fr,再经过 22 分钟的半衰期得到 ^{223}Ra;另一种途径是由天然 ^{227}At 经半衰期 21.7 年后得到 ^{227}Th,再经 18.72 天后得到 ^{223}Ra。

$^{223}RaCl_2$ 是全球首个 α 粒子辐射放射性治疗药物,目前已获全球 40 多个国家的应用批准。此药的特点是衰变过程中有 95% 的衰变能以 α 粒子形式放出,作用力强。该药物靶向性佳,模拟骨骼的主要成分钙,极容易转移到成骨型转移骨病灶内,注射进入体内后即在代谢活跃、具有癌细胞的骨转移灶中沉积,进

而放出 α 射线发挥治疗作用。α 粒子与 β 粒子不同的是，α 粒子电离能力强，射程短，在体内穿透力不足 0.1 毫米，加上药物本身亲骨的优良靶向性，犹如升级版的导弹，威力更猛却不累及无辜，对病灶损伤大，但对正常细胞带来的损伤小，对骨髓影响小，引起的造血系统不良反应相对较低；α 粒子的电离作用可以造成邻近肿瘤细胞中的双链 DNA 断裂，经部分细胞途径的介导能够诱导细胞凋亡，实现抑制骨转移的临床效果；α 粒子产生线性高能量传递，在离子化过程中每单位人体组织中会有极高的能量，可以消灭在细胞生长周期中处于 G0 期并能产生微小转移的肿瘤克隆原细胞。

^{223}Ra 在静脉注射 10 分钟内主要被骨吸收，且可持续吸收 2～4 小时，^{223}Ra 经血液循环系统后可被迅速清除；^{223}Ra 离开血液循环系统后，仅在骨及胃肠道停留，注射后 4 小时骨中放射剂量占总量的 44%～77%，而其他器官及组织的吸收量非常少，未见心脏、肝脏、肾、膀胱和脾脏的明显摄取；注射后 7 天有接近 76% 的放射性被排出体外，主要以粪便的形式排出，少部分 ^{223}Ra 可在早期经尿液排出。

^{223}Ra 在体内的分布与 ^{89}Sr 类似，具有亲骨性且子核停留在骨基质，在病灶内释放 α 射线，抑制骨转移癌细胞的增殖，治疗肿瘤骨转移安全、有效，能显著改善整体生存率，延迟首次有症状骨骼事件的发生时间。患者对 ^{223}Ra 的治疗耐受性良好，骨痛症状可得到良好的缓解，且无严重血液系统不良反应发生，仅有轻微且可逆的骨髓抑制现象，未出现肾脏、肝脏、血液系统等延迟不良反应。临床应用中发现 ^{223}Ra 对骨病灶的疼痛缓解效果与核素药物剂量呈正相关。^{223}Ra 对激素抵抗性前列腺癌也有确切疗效，且能显著提高患者生存率，为前列腺癌的治疗增添了一

个优良选择,为更多骨转移患者带来福音。

已转行的"治疗专家"——磷-32

磷-32 是元素磷的一种放射性同位素,符号为^{32}P。^{32}P 是 1935 年用镭铍中子源照射二硫化碳首次制得的,是纯 β 衰变核素,β 射线的最大能量为 1.711 MeV,半衰期为 14.3 天。

^{32}P 的治疗机理如下:①^{32}P 磷酸盐可直接结合进入肿瘤细胞,在肿瘤细胞中由于 β 粒子的电离作用直接损伤肿瘤细胞的 DNA;②结合进入 DNA 分子的^{32}P 蜕变成^{32}S,原子结构变化将改变 DNA 顺式螺旋排列和 DNA 的功能,从而导致细胞死亡;③趋骨性的放射性药物吸附到活性成骨细胞瘤区,其活度为正常骨的 5 倍,在 β 粒子的射程内照射所有细胞,肿瘤细胞受到照射,有些将接受致死照射剂量;④可以损伤分泌疼痛调节剂的细胞。

^{32}P 标记的磷酸盐是第一个应用于骨转移治疗的放射性核素。在 1950 年即有学者将其应用于治疗乳腺癌骨转移,其后又陆续用于前列腺癌的治疗,对改善转移性骨痛疗效明显,并且可渗入原发性肿瘤发挥治疗作用;它的化合物磷酸钠注射液可用于治疗真性红细胞增多症;胶体磷酸铬注射液可用于控制癌性腹水和某些恶性肿瘤的辅助治疗。与其他发射 β 射线的放射性同位素相比,^{32}P 磷酸盐的价格比较低,不过可惜的是其对造血系统毒性大,可引起顽固性白细胞和血小板计数减少,使其应用受到一定限制。因此,随着其他各位"核素治疗专家"陆续进入临床,^{32}P 磷酸盐已不再用于体内骨转移灶的治疗。不过作为

一个有理想、有担当的"专家"，^{32}P 磷酸盐自然不会甘于沉寂，继而转行在体外敷贴器的岗位上继续发挥自己的专长。在体外应用时，不仅完全不需要担心在体内引起毒性作用，还可以发挥自己使用简便、费用低廉的优点。

^{32}P 专用敷贴器是将 ^{32}P 溶液（$Na_2H^{32}PO_4$）滴加在按照病灶形状剪成的滤纸上，并烘干、密封制成。按病变形状和大小制成专用的敷贴器紧贴于病变的表面，对表浅病变进行外照射治疗，可用于治疗某些皮肤病如神经性皮炎、毛细血管瘤、慢性湿疹等。某些病变对 β 射线较敏感，经 β 射线照射后，微血管发生萎缩、闭塞等退行性改变，或因局部血管渗透性改变、白细胞增加和吞噬作用增强而获得治愈；增生性病变经照射后因细胞增生减慢、逐渐吸收或纤维化而得以控制。β 粒子穿透本领小，因此操作更为安全，不会对深部组织和临近脏器造成辐射损伤，此外 β 粒子还有易于屏蔽、使用方便和成本低廉等优点，已广为应用。

前面给大家引见了数位核医学领域的骨和关节疾病诊断和治疗"专家"，有大名鼎鼎的"万能核素"^{99m}Tc，著名的"世纪分子"^{18}F - FDG，以治疗类风湿性关节炎著称的"云克"，还有以治疗骨转移瘤著称的 ^{89}Sr、^{153}Sm，以及"升级版导弹"^{223}Ra，当然还包括转行做敷贴治疗的"专家"^{32}P。它们在骨和关节疾病的诊断和治疗领域各有特点：在诊断上，^{18}F - FDG PET/CT 能真实反映肿瘤细胞的活性，也能反应炎症的活性，因而诊断更优；在治疗上，^{89}Sr 疗效不俗，^{153}Sm 虽然效果略逊于 ^{89}Sr，但是它更经济，且自带"信号发射器"；要说到威力更猛，那还得首推 ^{223}Ra。总之各位"专家"对骨关节炎、转移瘤的诊断和治疗有分工覆盖，尽职尽责，坚守防线，给临床提供更多选择，为大家维护骨和关节健康提振信心并努力做出更多贡献。

第 ③ 章

悄无声息，突如其来的骨折为哪般？
核医学的双管齐下

让我们先从身边的一则真实故事讲起。

李阿姨今年 53 岁，办公室职员，最近 2 年每晚睡前规律服用钙片 1 粒，周末及晚上休息时有在公园及滨江步道健步行走锻炼的习惯，目前已绝经 1 年多。某日下班回家的路上，李阿姨与两位同事边走边聊，聊得正尽兴，在路口过马路时因地面不太平整，左足踝扭了一下，当时并未感到明显疼痛或不适，既往也没有相应部位骨折或外伤史。1 小时后，回到家的李阿姨发现自己左足踝扭伤部位越发肿胀，且用力支撑时有明显疼痛感，难以忍受，遂前往家附近的医院急诊骨科就诊。拍了 X 线片提示左侧足踝胫腓骨远端骨折，由于骨折部位不便手术复位及内固定治疗，所以予以支具固定。医生嘱咐李阿姨回家静养 1 个月后复诊拍片。李阿姨自觉疑惑：平时自己每天都有"补钙"的习惯，且为了增强体质经常健走保持锻炼，为何今天稍稍一"扭"就直接导致骨折而不能走路了呢？

要想回答李阿姨的疑问，首先需要熟悉有关"骨质疏松"的基本概念。

骨质疏松的定义

　　骨质疏松是指骨密度和骨质量下降。骨质疏松症是一种全身性的代谢性骨病，它的发病主要与骨量丢失与降低、骨组织微结构的破坏和骨骼脆性增加有关。在起病初期，骨质疏松症可能没有任何明显的症状，所以很容易被忽视，因此又称为"安静的流行病"或"寂静的疾病"。随着疾病的进展，容易导致脆性骨折并引起慢性疼痛，如果不幸发生了髋部骨折或脊柱骨折，甚至可能引起残疾，严重影响患者的生活质量。读到此处的你，不知是否心头一紧？别害怕，其实，骨质疏松是一种可防可治的慢性疾病。在我国，目前已经把骨密度检测纳入 40 岁以上人群的常规体检项目之中，争取实现"早发现，早预防，早治疗"的目标。

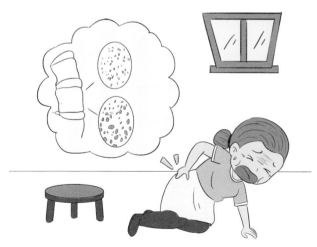

骨质疏松的典型表现

骨质疏松的病因分类

　　根据发病原因,可以将骨质疏松症分为原发性和继发性两大类。原发性骨质疏松症又可分为老年性骨质疏松症、绝经后骨质疏松症和特发性骨质疏松症。继发性骨质疏松症主要由内分泌系统、消化系统和免疫系统疾病或者一些药物如糖皮质激素等的影响所致。

老年性骨质疏松症

　　老年人性激素水平下降,激发了破骨细胞活性并抑制了成骨活性,导致骨吸收>骨形成,从而引起骨质流失,骨组织微结构破坏,造成骨质疏松。随着年龄的增长,各器官功能逐渐出现衰退,同时机体吸收营养的能力大幅下降,造成了维生素 D 的缺乏。我们曾解释过,维生素 D 的存在对于机体维持骨骼健康和钙吸收具有非常重要的作用。由于年龄增长所引起的骨质疏松症被称作"老年性骨质疏松症"。

绝经后骨质疏松症

　　绝经后女性雌激素水平明显下降,无法有效抑制破骨细胞,导致破骨细胞活跃,骨吸收>骨形成,骨骼细胞被加速分解、吸收,骨量流失速度加快,造成骨组织微结构破坏、骨骼间隙增加,因此骨质疏松发生率增加。

特发性骨质疏松症

　　特发性骨质疏松症主要见于青少年,发病机制目前尚未明确。此疾病可能与青少年时期的骨代谢调节异常有关,骨吸收增速大于成骨活性;或是由于青春期时孩子的骨骼生长突然增速,骨量的增加打破了正常骨代谢过程中骨吸收与骨形成的平衡过程;又或者与孩子的钙磷代谢调节异常有一定关系。

以下这些问题有可能会导致骨质疏松症的发生率增加:

(1)体力活动不足。

(2)酗酒、抽烟、长期饮用富含咖啡因的饮料,高钠饮食。

(3)缺钙或缺乏维生素 D,日照时间不足。

(4)因病长期卧床或胃切除术后患者。

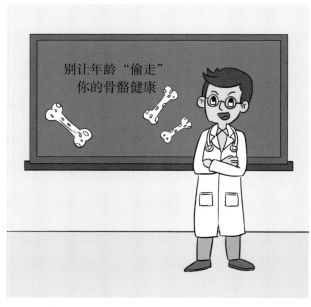

高龄是骨密度降低与骨质疏松症的诱因之一

骨质疏松的发病特点

骨质疏松通常起病隐匿，只有在发生脆性骨折或明显骨痛时才会被发现。其实，当你患有骨质疏松症的时候，大多时候并不会"感觉"到自己的骨质正在流失或是骨量正在减少。在起病初期，绝大多数人并不会有任何的不适症状。直到疾病后期，患者才会因为骨质的严重丢失引起骨组织微结构的明显破坏，发生脆性骨折从而引起慢性骨痛，最后被确诊为骨质疏松症。骨质疏松所引起的骨折既有可能由摔跤引起，也有可能是因为撞到家具或局部的轻微扭伤（例如我们一开始所描述的李阿姨因为左侧足踝轻微扭伤最终导致左侧胫腓骨远端骨折的故事），甚至仅仅打个喷嚏等轻微的骨组织应力性改变都可能会诱发应力性骨折。

人体的骨量从 35 岁左右开始减少，骨质疏松症的发生风险相应增加。随着年龄的增长，骨组织也在不断地生长，骨骼在代谢的过程中其实一直都在骨形成与骨吸收之间努力维持着动态平衡。生长期的骨组织可以储存钙和其他一些微量元素。在30 岁之前，骨形成的速度一直都比骨质流失速度快，即骨形成＞骨吸收，所以较少出现骨质疏松的问题。当然，也有例外，比如特发性骨质疏松症（主要发生在青少年），这个问题我们会在本章节的后续部分进一步探讨。到了 35 岁以后，骨骼代谢的过程就会出现反转，即骨吸收＞骨形成。因此，我们的骨骼系统从 35 岁左右开始就会出现骨量减少和骨质流失的加快，从而增加发生骨质疏松的风险。

与男性相比，女性患上骨质疏松症的可能性更大。骨质疏松症的患者中大约 80％ 为女性。与男性相比,女性的骨骼更小、更薄一些。此外,围绝经期的女性更易患骨质疏松症,因为在这一时期有助于保持骨骼健康的雌激素水平会降低,无法有效抑制破骨细胞,导致破骨细胞活跃,骨骼细胞被加速分解、吸收,骨量流失速度加快,造成骨组织微结构破坏,骨骼间隙增加,骨质疏松发生率增加。因此,围绝经期的女性需要更加关注自身骨骼健康,定期随访并接受骨密度检测,调整生活方式,及时补充钙和维生素 D,接受必要的医学干预。

　　骨质疏松症的发生存在家族遗传倾向。因此,如果母亲患有骨质疏松症,则其子女患上骨质疏松症的概率也会增加。此外,年龄和性别也会影响骨质疏松症的发病率。

女性随着年龄增长,骨量减少, 骨质疏松加重, 弯腰驼背问题越来越严重。

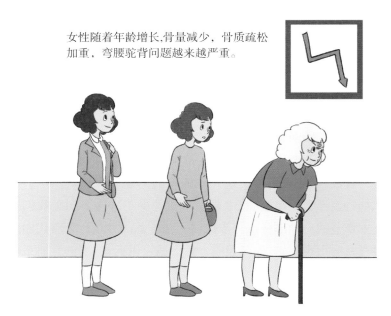

女性是骨质疏松症患者的主要群体

骨质疏松的补钙原则

合理膳食,如足量奶制品或绿色蔬菜摄入,有助于人体获得每日所需钙元素。食物是最理想的钙补充来源。科学研究表明,大部分成人每天至少需要摄入1 000毫克的钙元素。10~20岁的儿童和青少年对于钙的需求量则更大,每日至少需要摄入1 300毫克。

乳制品是补钙很好的食物来源。乳制品中,酸奶比牛奶略有优势,在同等条件下,低脂酸奶的钙元素含量比起低脂牛奶或低脂奶酪更为丰富。一杯200毫升左右的酸奶可以提供大约每日钙需求量的三分之一。其他一些添加了钙的饮料,比如橙汁、杏仁露和豆奶等,也是不错的选择。友情提示:在饮用含有钙添加剂的饮品时,请先摇匀,因为钙通常沉淀在瓶底。许多绿色蔬菜的钙含量其实也很高,例如羽衣甘蓝、萝卜、青菜和白菜等。

除了补充牛奶、钙片之外,维生素D对于人体钙元素的吸收也非常必要。人体主要通过晒太阳和摄入食物补充维生素D。维生素D对于维持骨骼健康具有不可替代的作用,没有维生素D的帮助,人体将无法吸收钙。有很多食物,比如富含脂肪的鱼类(如金枪鱼和鲑鱼等)是天然维生素D的好来源,在牛奶和橙汁等一些饮料当中也会添加少量维生素D等营养素。

当然,在晴空万里的好天气,出去散散步、晒晒太阳也是补充维生素D的不二选择。如果你想知道自己是否缺乏维生素D,可以前往医院接受维生素含量测定。一个需要引起注意的问题是:某些器官系统的病变,比如甲状旁腺、肝脏、胆囊、胰腺或肾脏等,可能会对机体吸收和利用维生素D的过程造成一定影响。因此，如果你确实需要补充维生素 D 或者钙剂，请务必在服用前咨询相关专业医师的建议并谨遵医嘱，从而确定最适合自己的个体化治疗方案。

规律的运动锻炼对任何年龄段人群的骨骼健康状况均有助益。在 50 岁以后，通过运动锻炼或许无法继续促进新生骨骼的形成，但是锻炼可以有效地帮助机体减缓骨质流失的速度，而且运动也有助于增强及维持骨骼肌的健康。

如果你已经被确诊患有骨质疏松症，也应该尽量每天坚持锻炼 30 分钟，一天中任何可以参加运动的机会都值得一试。无论是家务劳动、午后小憩时在公司附近的公共绿地散步，还是跟要好的伙伴相约一起随着喜欢的音乐跳跳广场舞、打打太极拳和练健身气功八段锦等，都是不错的选择。如果你之前已经因为骨质疏松或其他问题有过一次或多次脆性骨折病史，建议在开始选择运动锻炼的具体方式之前，先咨询康复科医生以获得合适的运动处方，锻炼过程中也需要注意循序渐进，切莫过度。

此外，也建议那些家里有正处于生长发育关键期的青少年的家长，多鼓励孩子们积极参加体育锻炼，因为青春期前期和青春期是人体维持骨骼健康、促进骨骼生长的最佳时机。

比起骑自行车和游泳等运动方式，走路能够更好地维持骨骼健康。负重运动和抗阻运动有助于促进骨骼健康，不过这并不是要求每个人都要练习举重、搬运重物等。其实，任何需要双脚着地并负担自身体重的锻炼方式均有助于维持骨骼健康，比如散步、慢跑、远足、爬山、有氧运动、打球（乒乓球、羽毛球、网球）等，这些运动方式对大多数人都是非常不错的选择。不过，如果你之前已经有过骨质疏松和骨折等病史，还是建议先接受专科医师评估并获得适合自己的运动处方后，再进行体育锻炼和负重训练。

　　骨质疏松症本质上是一种可防可治的慢性疾病,对于维持骨骼健康和预防骨质疏松,有以下一些建议可供大家参考:

　　(1) 多喝牛奶。

　　(2) 多食用富含钙和维生素 D 的食物。

　　(3) 规律锻炼。

　　(4) 多晒太阳。

　　(5) 多吃蔬菜和水果。

　　(6) 少喝酒,切勿酗酒。

　　(7) 40 岁以上人群定期进行骨密度检测。

 核医学的双管齐下·诊断篇

　　看到此处,相信你已经对"为什么会得骨质疏松?"这个小问题有了一些基本了解。其实,作为一种可防可治的慢性疾病,即使您已经在体检或门诊随访的过程中发现自己被确诊患有骨质疏松症,也无需太过紧张和担忧,但是请一定要引起重视,积极关注自身骨骼健康。为了能够更加精确、快速、无创地发现和诊断骨质疏松症,作为一面"照妖镜",核医学科的骨密度检测起了不小的作用。那么,什么是骨密度检测?X 射线检查做多了会不会有辐射,对身体有没有伤害? 这个检测到底有什么用呢? 如有必要,应该多久接受一次骨密度检测比较合适?检测过程中有哪些需要注意的问题? 我们一一来解答这些疑问。

　　骨质疏松症的诊断需要基于每位患者的实际情况,并根据全面可靠的病史采集、体格检查、必要的血液生化检查、骨密度检测以及各种影像学检查方法。目前,临床实践当中最常用的诊断方法是双能 X 射线吸收法(dual-energy X-ray absorptiometry,DXA)测定骨密度,检查部位一般选择腰椎和股骨颈部位。DXA 是当今国际学术界公认的骨密度检测方法,这是一种无创的体外检查方式,可以精确并快速地测定腰椎、股骨颈等部位的骨密度,是早期诊断骨质疏松症、预测骨质疏松引起的脆性骨折以及评估随访过程中治疗骨质疏松的药物疗效的重要依据,更是目前国际学术界公认的骨密度检测方法,被当作诊断骨质疏松症的"金标准"。

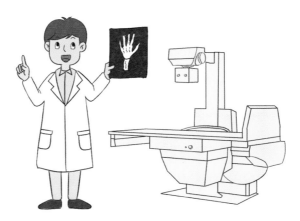

骨密度检测是诊断骨质疏松症的"金标准"

骨密度检测的原理和结果判读

骨密度检测是评价骨质疏松的一种必要手段和诊断方法,选择合适的骨密度检测方法有助于对被检查者骨骼中的矿物质含量进行测定,从而提供有价值并且具有可比性的数据,对于诊断骨骼生理及病理变化情况，以及判断全身各个系统的疾病对于骨代谢的影响起到了非常重要的作用。骨密度检测方法有很多，包括定量超声波骨密度测定、普通 X 射线法、单光子吸收法、双能 X 射线吸收法、定量 CT 和核素骨显像法等。其中，双能 X 射线吸收法的临床应用最为广泛。

骨密度检测结果一般可分为四个等级：

（1）骨量正常：T 值 $\geqslant -1$；

（2）骨量减少：$-2.5 < T$ 值 < -1；

（3）骨质疏松：T 值 $\leqslant -2.5$；

（4）严重骨质疏松：T 值 $\leqslant -2.5$，且伴有脆性骨折病史。

双能 X 射线吸收法是采用两种不同能量的 X 射线，利用高能射线和低能射线在被检测骨（检查部位一般为腰椎或股骨颈部位，也可测量左或右前臂尺桡骨远端 1/3 处）的不同衰减分布来计算骨骼的能量衰减分布。扫描设备将所接收到的信号通过计算机传输并计算出骨骼中矿物质的含量和面积以及各部位的骨密度值。这种检测方法具有很多优点，如检查时间短、辐射剂量小（一次双能 X 射线吸收法的辐射剂量仅为普通 X 射线摄片的 1/30 左右，因此，在体检或专科医师推荐进行骨密度检测时，请不必因为过于担心辐射对于健康的伤害而拒绝这项对维持您的骨骼健康具有非常关键作用的常规检查手段）、测量精确度高，并且在进行骨密度检测之前，患者并不需要进行额外的准备工作。因此，核医学科的双能 X 射线吸收法骨密度测定受到了世界卫生组织（WHO）的推荐，并被作为诊断骨质疏松症的"金标准"而在目前 40 岁以上人群的体检和骨质疏松高风险人群的定期诊疗随访过程中广泛使用。

骨密度检测的注意事项

那么,究竟哪些人群需要接受骨密度检测呢？首先需要明确的问题是您是否为骨量减少或骨质疏松的高风险人群。对于40岁以上,并且有酗酒行为或经常需要外出应酬、爱喝浓茶或大量咖啡、长期坐在办公室中且平时缺乏体力活动的职场人士,或是围绝经期女性和老年人,建议在每年接受体检的时候进行一次骨密度检测,最好每次检测都在同一家医院,使用同一个机器,检测结果更加准确并且方便前后多次检测结果间的对比分析。在专业医师的指导下,结合被检查者目前的骨密度测量结果,根据诊疗情况可再次行骨密度检测从而评估药物治疗疗效,并及时改进治疗方案。骨密度检测的应用有助于了解当前骨骼的健康状况、生理或病理变化、骨量丢失情况或是正在接受骨质疏松症相关药物治疗患者的治疗效果。结合患者的详细病史(如性别、年龄、各器官系统健康状况综合评估、骨质疏松家族史、脆性骨折史、烟酒嗜好史、饮食习惯、服用药物史等),专科医师会进行综合判断从而明确被检查者有无可能会影响骨骼钙、磷等矿物质代谢的全身其他器官或系统的疾病(如甲状腺或甲状旁腺功能亢进症、肾功能不全、糖尿病、肝脏疾病)或药物(肝素、糖皮质激素)等,并针对每位被检查者的具体情况给出不同的诊疗方案和运动建议。所以,如果您可能存在以上方面的问题或想要了解自己的骨质健康状况,请及时接受骨密度检测并咨询专业医师的建议,积极预防骨质疏松的发生,避免出现或再次出现骨折问题的困扰。

骨密度检测过程中需要注意的问题主要有以下几点：①建议处于妊娠期和哺乳期的妇女避免进行双能 X 射线吸收法骨

密度检测。②为了避免技术因素等干扰骨密度检测结果，如果您在预约骨密度检测的当日或是近期刚刚接受过造影、增强 CT 或 MRI 检查，建议及时告知相关工作人员。③如果您曾经因为骨折外伤或者股骨头坏死等问题在骨科或运动医学科接受过髋部人工关节置换手术等治疗，也请在进行骨密度检测时及时告知相关工作人员，以便于技术人员及时选择合适的其他部位（例如对侧股骨颈等）进行骨密度检测。

 ## 核医学的双管齐下·治疗篇

在上一篇中我们介绍了核医学的双能 X 射线吸收法在骨质疏松症的诊断中的重要作用，也解答了不少人在进行公司年度体检时初次见到写有"骨密度检测"字样的检查单时可能产生的疑虑和困惑。我们核医学科有一对长相有些相似的"孪生兄弟"——^{99m}Tc - MDP 和 ^{99}Tc - MDP（即"云克"），它们在骨骼系统疾病的诊疗过程中发挥着不可小觑的实力。

^{99m}Tc - MDP 是核医学科最为常见的一种亲骨组织代谢核素，^{99m}Tc - MDP 全身骨显像能够直接显示出全身各部位骨骼的成骨活性和血供情况，诊断局部骨损伤或代谢性骨病变，评估肿瘤患者有无全身骨转移瘤发生及疾病进展情况和治疗效果等。对于患有由股骨颈骨折外伤或长期使用激素、酗酒等原因造成的股骨头无菌性坏死的患者而言，可以通过观察局部血供状态评估股骨头代谢情况，决定是否需要让 ^{99m}Tc - MDP 的好"兄弟"——非放射性核素药物 ^{99}Tc - MDP 出马，对由局部股骨头缺血坏死、骨质疏松、局部骨或软骨损伤、骨性关节炎、肿瘤骨转移等原因所造成的骨和关节疼痛进行治疗，并进一步评估核

医学方法对这些疾病的疗效，结合患者具体情况制定下一步的治疗方案。^{99m}Tc - MDP 的作用在后面的章节中还会有更为丰富的介绍，这一部分将重点谈谈它的好"兄弟"——"云克"的作用。

"云克"的临床应用

首先得很自豪地给大家讲讲这位"云克"小兄弟的身世："云克"是由我国核动力研究设计院成都同位素应用研究所李茂良研究员带领他的课题组耗时 6 年研制成功的一种可用于治疗类风湿性关节炎、骨质疏松、恶性肿瘤骨转移性骨痛、距骨骨软骨损伤等疾病的非放射性核素药物。这位小兄弟其实还是一个小"明星"，它曾获得国家发明专利以及"国家重点新产品"证书，并受到我国国家专利保护。

"云克"是一种双膦酸盐类的药物，其药物成分中除了含有亚甲基二膦酸盐（MDP）外，还含有人工微量元素锝（^{99}Tc）等。因此，"云克"具有双膦酸盐类药物的特性，能够有效抑制破骨细胞的活性，减少骨吸收，并增强成骨细胞的活性，促进新生骨的形成，可用于治疗骨质疏松和恶性肿瘤骨转移等疾病。此外，"云克"还可清除人体内的自由基，并调节机体的免疫功能，改善内分泌失调等问题。"云克"的这一作用可用于治疗自身免疫性疾病和内分泌失调引起的疾病，例如类风湿性关节炎、甲亢伴浸润性突眼、银屑病性关节炎、强直性脊柱炎等。因此，"云克"不仅能防止骨内矿物质含量的过度丢失，并促进新骨形成，达到"开源节流"的目的，还能从导致骨质疏松发生的病因上解决问题，具有"标本兼治"的作用。"云克"的这一特性是用于治疗骨质疏松的其他药物无法企及的，并且"云克"治疗的不良反应较少。因此，对于各种类型的骨质疏松症患者而言，"云克"具有较强的优势并发挥着非常重要的作用,用途较为广泛。

对于患有由年龄因素引发的老年性骨质疏松症以及由其他原因所引起的重度骨质疏松症的患者而言,如果骨质疏松后期出现了明显的骨痛症状,可以考虑使用"云克"进行静脉滴注治疗,每个月治疗1个疗程,每日1次,10~15天为1个治疗周期。如果患者的疼痛症状在治疗后出现明显好转或消失,可改为每月5次,并坚持6个月。此后根据治疗效果选择停药或维持治疗2~3个月。大部分患者在接受"云克"治疗半年后可获得较为满意的疗效。

对于患有由自身免疫性疾病、内分泌失调所造成的骨质疏松症的患者,如类风湿性关节炎或甲亢伴浸润性突眼等,具体的治疗方案与治疗自身免疫性疾病和内分泌失调所致疾病类似,采用静脉注射"云克"进行治疗,每天一针,15~20天为一个治疗周期。根据患者具体的疾病情况选择合适的治疗周期,"云克"治疗对自身免疫性疾病、内分泌失调引起的疾病以及患者的骨质疏松均有治疗作用,可谓是一种"一箭双雕"的治疗方式,大部分患者可以通过"云克"治疗获得较为满意的疗效。

"云克"治疗的注意事项

使用"云克"药物治疗骨质疏松症和恶性肿瘤骨转移瘤相对而言安全性较高。偶有病例可能会发生一过性皮疹(持续1小时左右或2~3天),或是注射部位局部出现红肿,或出现食欲缺乏、乏力、月经增多等反应。通常药物的不良反应比较轻微,无需特殊处理且不影响继续治疗。但是,对于伴有严重肝、肾功能不全的患者或者过敏体质以及血压太低的患者,应当禁用"云克"治疗。

在"云克"治疗过程中,需要注意以下问题:①儿童,妊娠及哺乳期妇女,严重心、肝、肾脏等重要器官功能不全者应当禁用"云克"治疗。②如果在使用过程中发现药物出现变色或者沉淀,应立即停止使用。③骨质疏松或自身免疫性疾病患者在使用本品前,应首先咨询专科医师的建议,谨遵医嘱使用。骨质疏松症虽然是一个可防可治的疾病,但因为病程较长,治疗过程类似于糖尿病或者高血压,需要坚持长期治疗和综合治疗,同时还应积极改善个人生活方式和饮食习惯,不可对药物治疗抱有不切实际的幻想,比如服用几次药就期望获得痊愈等。"云克"治疗需要足量、足疗程使用,才能达到理想治疗效果,这一点需要医患双方的密切配合,以期最大程度上改善患者的临床症状,提高生活质量。

 骨质疏松的预防

首先,对于儿童和青少年人群,应注意培养健康科学的生活习惯,积极参加体育锻炼,多晒太阳以补充维生素D、增加钙的吸收和新生骨骼形成;多补充合理的膳食营养,食用富含钙、磷以及其他微量元素的食物,如牛奶、酸奶等乳制品,鱼、虾,鸡蛋,绿色蔬菜,杂粮,大豆等;少喝咖啡、浓茶、碳酸饮料,少食用含盐量过高的零食,避免高糖、高脂、高钠饮食;尽可能保存体内骨骼的钙含量,将生长期的骨骼峰值努力提升至最大值是预防女性围绝经期及老年性骨质疏松症的策略。对于家中有母系遗传性骨质疏松症风险的患者来说,应当密切关注自身骨骼健康,注意定期随访,尽可能早期干预,以免影响生命后期的生活质量。

其次,对于绝经后的女性和年龄较长者,由于性激素等各种生理因素的影响,骨质流失速度加快,骨量减少,骨骼组织内微结构明显破坏。此时建议至专科医师处接受定期随访,每年定期随访复查骨密度。对于出现骨量减少和骨质疏松的患者,及时采取相应的防治对策,结合个体情况,根据专科医师的建议补充钙、维生素 D 或在绝经后及时采用雌激素替代治疗等,注意尽量预防骨折的发生。

最后,对于已经发生或确诊骨质疏松且较为严重的患者,应该在医师指导下积极接受抑制骨吸收、促进骨形成的药物治疗,补充活性维生素 D,并且在日常生活中做好预防措施,尽量避免摔跤和颠簸。对于由骨质疏松导致的脆性骨折,在可能的条件下应尽早接受手术复位及内固定治疗,并结合康复训练、心理及营养治疗,提高机体免疫功能及体质等综合治疗。

 骨质疏松防治的常见误区

大家是否还记得本章开篇的那个真实故事?在故事中李阿姨因为左侧足踝轻微扭伤被确诊为左侧胫腓骨骨折,内心有些困惑。李阿姨的疑问其实包含了大家平日里在骨质疏松防治问题方面存在的几个小误区。

误区一:骨质疏松其实就是"缺钙",所以多吃钙片补补钙就行了。对于骨质疏松症患者,尤其是对于那些伴有明显疼痛症状的患者而言,通常全身骨骼中骨量减少已超过 30%。此时破骨细胞活跃,骨吸收的速度远大于骨形成,骨骼中钙质以及其他一些骨矿物质大量减少,骨小梁变细,骨骼脆性增加,因此较易发生脆性骨折等并发症。"补钙"非常重要,但是仅仅依靠服用钙剂来补钙往往效果并不理想。因此，在具体治疗的过程中，需要结合每位患者骨质疏松症的发病原因、详细病史及全身代谢情况等，综合治理，从而改善骨形成与骨吸收之间的骨代谢失衡问题。需要根据患者肝、肾功能情况，选择合适的钙剂或富含活性维生素 D 的复合型钙剂帮助身体更好地吸收钙。

误区二：增强锻炼就是多运动、每天在各种运动计步软件中默默努力、一天不走到 1 万步非好汉。运动需要因人而异，虽然 WHO 也曾表示"步行是世界上最好的运动"，但是切忌过度。人在行走时膝关节的负重为身体的 1～2 倍，跑步时为 4 倍，上下楼梯和跳跃时则更高。体育锻炼需要兼顾运动的"质"和"量"。因此，过度的负重运动会磨损膝关节和半月板，并增加关节腔内滑膜炎和骨性关节炎的发生概率，尤其是对于有骨折病史的骨质疏松症患者而言，并非走得越多越好。中老年人群的运动方式以散步、健身操、八段锦、太极拳等更为合适，以每天中等速度走路 6 000 步左右为宜，并且选择公园或运动场所的塑胶跑道或健身专用步道进行运动锻炼更为合适，尽量避免在坚硬的水泥地面上过度行走。锻炼时也应时刻关注自身健康情况，如果出现不适，应当及时停止，不可盲目坚持。对于有骨折或者骨关节置换等病史的患者来说，建议在选择运动方式之前，先咨询一下运动医学科或康复医学科的专科医师，由医师进行综合评估并制定合理的运动处方后再进行锻炼。另外，运动锻炼的同时也需注意多晒太阳以及摄入富含钙和维生素的营养膳食，从而帮助自己更好地维持骨骼健康。

最后我们想再次强调的是：骨质疏松症是一种可防可治的慢性疾病。无论是正处于"黄金年龄"的青少年，还是骨量已在不声不响中悄然流失的中年人群，抑或是作为骨质疏松症好发

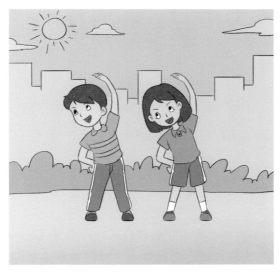

多晒太阳勤运动，远离骨质疏松

人群的绝经后女性和老年人，希望每一个人都能积极关注自身骨骼健康，一起加入预防骨质疏松的队伍中来，为了"早预防，早发现，早治疗"的共同目标而努力！

第 **4** 章

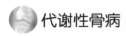

探寻真凶，造成骨和关节
疼痛的罪魁祸首有哪些

骨和关节疼痛是指由于各种病因导致全身或某一局部骨骼或关节受损，出现疼痛的一种疾病。引起骨和关节疼痛的病因种类众多，以下我们将简单介绍几种骨和关节疼痛的常见病因。

代谢性骨病

代谢性骨病是指以骨代谢异常为特征的多种疾病，包括骨质疏松症、甲状旁腺亢进症、肾性骨病等。代谢性骨病是骨与关节疼痛最常见的病因之一，且不同类型的代谢性骨病引起骨与关节疼痛的机制不同，下面我们一起来认识一下几种常见的代谢性骨病。

骨质疏松症

骨质疏松症的发病率很高，我国 60 岁以上老年人的患病率为 36％ 左右，尤常见于绝经后女性。这是因为雌激素具有天然的抗骨质疏松功能，可减少骨量的流失，女性在绝经后雌激素急剧下降，骨量流失迅速，如果不及时进行干预，很容易进展为骨质疏松症。下面我们一起来具体认识一下骨质疏松症。

1）什么是骨质疏松症

骨质疏松症是一种以骨量减少、骨的微结构破坏为特征的、致使骨的脆性增加、骨折风险增高的代谢性骨病。骨质疏松在骨量下降过程中可伴有骨痛，以腰背痛为多见。

2）骨质疏松症有哪些表现

骨质疏松症最常见的表现是骨痛，患者在骨量丢失 12％ 以上时即可出现骨痛。同时，由于骨量的下降，骨的硬度、强度和韧性等均明显降低，骨质疏松症患者在受到轻微创伤甚至扭转身体时即可发生骨折，脊椎椎体还可因受压变形而发生压缩性骨折。

3）如何诊断和治疗骨质疏松症

骨质疏松症造成的疼痛不典型，常与其他疾病混淆，如关节损伤、肌肉劳损和脊柱曲线不正常等，甚至走路或站立久了也会产生类似的疼痛。那么，如何确诊骨质疏松症呢？目前核医学科的骨密度检测是确诊骨质疏松症的"金标准"，具有操作简便、价格低廉等特点，已广泛用于人群中骨质疏松症的筛查。那么，哪些人群需要进行骨密度检测呢？

（1）出现骨质疏松症状者，如骨痛、轻微外伤后骨折等；

（2）女性 45 岁、男性 50 岁以后应每年检测一次骨密度；

（3）女性绝经后；

（4）低体重及缺乏锻炼者；

（5）钙和维生素 D 摄入不足者；

（6）蛋白质摄入过高或过低者；

（7）有代谢性骨病病史者，如甲旁亢、骨软化症、多发性骨髓瘤、库欣综合征、肾性骨病等。

　　骨质疏松症的治疗药物包括骨吸收抑制剂（如二膦酸盐、雌激素等）和骨形成促进剂（如特立帕肽、雷奈酸锶等）两大类。骨质疏松症的治疗是一个漫长的过程，服药后 3～6 个月起效，疗程需持续 3～5 年甚至更长。理想状态下，早期治疗可使患者骨量恢复到正常骨量的 90％以上；中等程度的骨质疏松经过及时干预，3～5 年可恢复到正常骨量的 70％～80％；但是对于严重的骨质疏松症患者，药物治疗对骨量升高的效果不明显，且费用较高。此外，严重骨质疏松症患者易发生骨折。一旦出现骨折，手术难度高，术后愈合时间长，部分患者还可因术后长期卧床、肢体活动过少而继发失用性骨质疏松症，进一步加重骨质疏松病情。因此，骨质疏松症患者一定要做到早发现、早治疗。

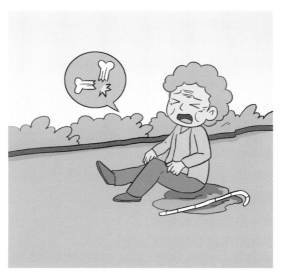

严重骨质疏松症患者易发生骨折

4）如何预防骨质疏松症

骨质疏松症的预防要做到以下几点：

（1）合理膳食。日常生活中要注意合理饮食，不要过度节食，体重过轻是骨质疏松的诱发因素之一。不推荐纯素食饮食，因为纯素食饮食会导致人体摄取的蛋白质种类过于单一，影响骨的合成，年轻女性出现骨质疏松多与长期坚持纯素食饮食有关。日常饮食注意多补充奶类、鱼虾类等富含钙的优质蛋白，可促进骨的合成，维持骨质健康。

（2）多晒太阳。钙在骨的合成过程中起重要作用，维生素 D 可促进钙在体内的吸收。每天光照半小时是补充维生素 D 最简便的方法。

（3）适当锻炼。适当进行体育锻炼可增强骨骼质量，提高骨骼密度，减少骨量丢失。但要注意运动的强度，建议进行一些承重和对抗性运动。

（4）特殊人群应及时补充钙剂。有些特殊人群除了要注意日常饮食之外，还要适量补充钙剂，如围绝经期女性、孕妇、青春期孩子、老年人、糖尿病患者、甲旁亢患者以及服用激素类药物者等。

甲状旁腺功能亢进症

甲状腺是成年人最大的内分泌腺，位于颈部正中，形似蝴蝶。甲状旁腺与甲状腺关系密切，多紧密附于甲状腺左、右两叶的背侧。甲状旁腺是人体最小的内分泌腺体，平均长约 6 mm，宽 3～5 mm，厚 0.5～2 mm，个体差异大，大多数人有 2 对，但有的人可能只有 1 对，还有的人可多达 10 多个。除了数量有差异外，甲状旁腺的位置也有差异，有的甲状旁腺并不在甲状腺两叶的背侧,而是位于甲状腺前方、胸腺、纵隔甚至甲状腺内。甲状旁腺主要分泌甲状旁腺激素,功能是调节体内钙的代谢并维持钙、磷的平衡,具有升血钙和降血磷的作用。当甲状旁腺功能亢进时,会引起一系列的症状。下面我们一起来具体认识一下甲状旁腺亢进症。

1) 什么是甲状旁腺功能亢进症

甲状旁腺功能亢进症简称甲旁亢,是指甲状旁腺激素分泌过多所致的钙、磷代谢异常性疾病。

2) 甲旁亢有哪些表现

甲旁亢的临床症状主要与钙、磷代谢失常有关,常表现为以下几个方面:

(1) 骨与关节疼痛。当甲状旁腺功能亢进时会自主性分泌过多的甲状旁腺激素,引起广泛的骨质脱钙,骨密度显著下降,严重时可致骨骼畸形与病理性骨折,进而引发骨痛。

(2) 高钙血症。骨质广泛脱钙可导致血钙水平升高,轻度升高时患者多无明显不适,但血钙高到一定水平后可出现高钙危象,需要及时纠正。

(3) 泌尿系结石。甲旁亢可导致高钙血症,而血钙长期处于高水平者,泌尿系结石的发生率大大提高。

3) 如何诊断和治疗甲旁亢

甲旁亢的发病率较低,当患者因骨与关节疼痛或泌尿系结石来就诊时易被临床医生忽视而漏诊。甲旁亢多伴有高钙血症及高甲状旁腺激素血症,对临床具有一定的提示意义。由于甲状旁腺体积较小,且多贴附于甲状腺背侧,常规影像学检查如CT、MRI等难以区分甲状腺与甲状旁腺,因此对甲旁亢的诊断价值不大。核医学科的甲状旁腺显像为功能显像,可清晰显示功能亢进的甲状旁腺的位置,并可发现位于甲状腺前方、胸腺、纵隔甚至甲状腺内的异位甲状旁腺,因此常用于甲旁亢的诊断。

甲旁亢原则上需要进行手术切除,手术之前须行甲状旁腺显像协助判断异常甲状旁腺的数目和位置,否则容易因为异常腺体判断不准或切除不彻底而导致手术失败。甲旁亢术后,高钙血症及高甲状旁腺激素血症可迅速恢复正常,骨钙溶解减少,骨密度显著增加,骨折和泌尿系结石的发生率将显著降低。

肾性骨病

肾性骨病可引起严重的骨骼损害,其可发生于慢性肾脏病的早期,并贯穿于肾功能进行性恶化的整个过程。

1) 什么是肾性骨病

肾性骨病是指由慢性肾脏病导致的矿物质及骨代谢异常,是慢性肾衰竭长期、严重的并发症之一。

2) 肾性骨病有哪些表现

肾性骨病可引起严重的骨骼损害,早期可没有症状,晚期可出现骨痛、皮肤瘙痒、肌肉无力、严重贫血和消瘦等症状,严重者可出现面部骨骼变形和身高缩短。肾性骨病在尿毒症患者中几乎 100% 出现,这是因为尿毒症患者的肾脏受损严重,血磷排泄减少,透析治疗清除血磷的效果有限,造成血磷水平升高。血磷水平的升高可导致血钙减少,进而不断刺激甲状旁腺释放甲状旁腺激素到血液中,发挥升血钙与降血磷作用。甲状旁腺激素通过溶骨以提高血钙水平,日积月累后骨中的钙量越来越少,骨质疏松越来越严重,进而出现骨痛等症状。

3) 如何诊断和治疗肾性骨病

确诊肾性骨病需要进行甲状旁腺激素、血钙和血磷等血液

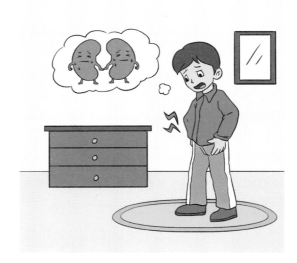

肾性骨病可引起骨痛

检查。骨 X 线检查可发现骨质疏松、病理性骨折和血管钙化等。核医学的全身骨显像可发现骨折和假性骨折等局部损害，骨密度检测可用于肾性骨病治疗后的随访复查。

肾性骨病的治疗包括以下几个方面：首先，通过高通量透析、血滤和灌流等方法清除大分子毒素，保证透析充分。其次，控制高血磷，减少肉类、蛋白质和乳类等高磷食物的摄取，必要时可使用磷结合剂，包括磷酸钙、醋酸钙和司维拉姆等。最后，及时纠正继发的甲旁亢，补充活性维生素 D_3，预防高钙血症发生。

除了以上介绍的骨质疏松症、甲旁亢和肾性骨病外，代谢性骨病还包括骨软化症、维生素 D 过多症和畸形性骨炎（佩吉特病）等多种疾病，以上疾病同样可引起骨与关节疼痛，但由于发病率较低，在此不再一一介绍。

关节炎

关节炎是我们在日常生活中经常听到的词汇，大多数人认为关节炎主要指关节出现疼痛、红肿或者活动不便等情况。其实，从医学角度来看，关节炎是一种不太准确的说法。医学上根据发病机制以及影响因素的不同，把关节炎分为骨关节炎、风湿性关节炎、类风湿性关节炎、痛风和强直性脊柱炎等多种类型。

骨关节炎

日常生活中，我们经常会听到一些朋友，尤其是上了一定岁数的朋友说在上下楼梯或者背东西的时候感觉腿脚发软，这往往是骨关节炎的征兆。

1）什么是骨关节炎

骨关节炎又名退行性关节病，俗称"骨刺"，是由增龄、肥胖、劳损、创伤、关节先天性异常和关节畸形等诸多因素引起的以关节疼痛、软骨退化为核心，累及骨、滑膜、关节囊及关节其他结构的慢性无菌性炎症。骨关节炎好发于膝关节、髋关节、腕关节和脊柱，常伴有疼痛、僵硬、肿胀、活动受限和关节畸形等。

医学调查发现，目前全国 40 岁以上人群原发性骨关节炎的患病率为 46.3%，而 60 岁以上人群比 40 岁以上人群的患病率高一倍，且呈逐年上升趋势。骨关节炎的发病率增高与近年来生活方式的改变有关。首先，随着现代生活条件的改善，人们吃得越来越好，超重现象也越来越普遍。超重会显著加重承重关节(如膝关节、髋关节和踝关节等)的负荷,引起关节提前老化。其次,越来越多的女性为了提升个人形象而选择穿高跟鞋出行,踝关节和足部关节的负荷显著加重,日积月累,很容易继发骨关节炎。最后,随着电子产品的逐渐普及,"手机拇指族"和"键盘手指族"等越来越多,伏案工作者长期保持同一姿势也会加重关节的磨损,导致关节退变提前出现。现在骨关节炎已与心血管疾病和癌症并列为人类健康的三大"杀手"。WHO 界定每年的 10 月 12 日为世界骨关节炎日,目的在于提醒人们重视骨关节炎的防治。

2)骨关节炎有哪些表现

骨关节炎好发于负重关节以及活动量较多的关节,过度负重或使用关节可加速关节软骨的破坏,从而促进关节退变(通俗地讲,退变类似于我们常说的老化)。骨关节炎主要表现为关节疼痛和运动障碍。病变刚开始的时候,仅仅会感觉关节活动有些不自如,手脚时常有僵硬感,久坐休息后会突然感到关节像卡住了一样动弹不得,但活动几分钟后可慢慢好转。骨关节炎后期可出现关节肿胀、疼痛,甚至活动时常常发出咔嚓声。膝关节受累者在上下楼梯时可感到关节疼痛,下蹲、起立时症状更为明显。

3)如何诊断和治疗骨关节炎

临床医生需要结合患者的症状、实验室检查以及影像学结果对骨关节炎做出诊断。如前所述,骨关节炎患者常出现关节疼痛及活动障碍。关节液检查是骨关节炎诊断的重要方式。影像学检查包括 X 射线、CT、MRI 以及全身骨显像等。骨关节炎的影像学表现特点为关节间隙变窄,关节边缘骨赘形成。X 射线、CT 及 MRI 均可显示关节的结构变化,但一次显像通常只可显示某一局部关节。全身骨显像可比 X 射线、CT 及 MRI 更早发现骨关节炎病变，且可一次性显示全身骨骼及关节的功能状态，在骨关节炎的诊断方面具有独特优势。

骨关节炎的治疗主要在于生活方式的干预，但在关节肿痛症状明显时，推荐使用非甾体抗炎药进行治疗。绝大多数人对于吃药都有排斥心理，"是药三分毒"的观念深入人心，有些人甚至宁愿强忍关节的疼痛也不愿吃药，除非痛得受不了才肯吃。实际上非甾体抗炎药除了镇痛作用外，还有抗炎的作用，短期规律口服非甾体抗炎药对骨关节炎的病情是有帮助的，因此一定要遵医嘱按时吃药治疗。

4）如何预防骨关节炎

骨关节炎的预防应做到以下几个方面：

（1）控制体重。步行时，双膝关节的承重是体重的 1～2 倍；登山时，双膝关节的承重为体重的 3～4 倍。对于超重者而言，控制体重可以大大减轻负重关节的压力，减少关节磨损，进而降低骨关节炎发生的风险。

（2）运动锻炼。适当的锻炼不但有利于关节的保养，还可加强关节周围肌肉的强度，更好地保护关节。对于骨关节炎患者而言，最好的锻炼方式是骑车和游泳。因为人体在骑车的时候负重主要在臀部，身体其余的重量更多地缓冲到了自行车上，而游泳则由于浮力作用，关节的负重大大减轻，这两项运动既可达到锻炼的目的，又在锻炼过程中减轻了负重关节的承重，利于关节的养护。骑车和游泳对场地具有一定的要求，如果难以做到，慢跑或者快走 30～50 分钟也是很好的锻炼方式，但是要注意坚持，每周锻炼 3～4 天。值得注意的是，慢跑或快走时应尽量避免使用跑步机，因为跑步机是定速运动，不利于人在运动中根据自身关节的情况随时调控运动的速度,持续保持定速运动反而容易损伤关节。

（3）注意生活细节。平时生活中注意保护自己的关节,外出采购时尽量借助工具如手推车等,减少不必要的长时间负重。长时间伏案工作时大腿和小腿之间的夹角最好保持大于90°,可减少膝关节的损伤,同时也要注意经常变换姿势避免某个关节长期处于负重状态。防止长时间的低头和弯腰,减少上下楼梯,少走上下坡路。此外,不推荐老年人把登山作为日常锻炼身体的项目,运动幅度过大的"广场舞"也应该避免。

（4）选择合适的鞋出行。穿高跟鞋时关节的承重为体重的7~9倍,对关节的损伤极大,因此建议日常生活中尽量不穿或少穿高跟鞋。建议穿软硬合适、鞋底有一定厚度的鞋,在行走时可以起到缓冲作用,减少关节磨损。在出现严重的关节症状时,可以使用手杖、助行器等减少受累关节的负重,以免加重病情。

（5）注意保暖。寒冷并不是引起骨关节炎的原因,但是骨关节炎患者的关节比较脆弱,对外在环境比如温度的变化非常敏感,寒冷天气时骨关节炎患者的疼痛会明显加剧。因此,骨关节炎患者在寒冷季节要注意关节的保暖,避免受凉。

（6）适当补充钙剂,避免骨质疏松。骨质疏松者更容易出现骨关节炎,因此日常生活中要适当补充钙剂,避免骨质疏松的发生。

风湿性关节炎与类风湿性关节炎

大家对"风湿"这个词应该并不陌生,但是很多人分不清"风湿性关节炎"与"类风湿性关节炎",甚至会认为这是同一种疾病。"风湿性关节炎"与"类风湿性关节炎"虽然仅相差一个字,但实际上大有不同。

风湿性关节炎

风湿性关节炎最常见于 5～15 岁的儿童和青少年，婴幼儿和成年人少见。寒冷和潮湿是风湿性关节炎的重要诱因，因此风湿性关节炎多发于冬春阴雨季节。

1）什么是风湿性关节炎

风湿热是一种咽喉部 A 组乙型溶血性链球菌（GAS）感染后反复发作的全身性结缔组织炎症，易累及全身关节引起疼痛，称为风湿性关节炎。

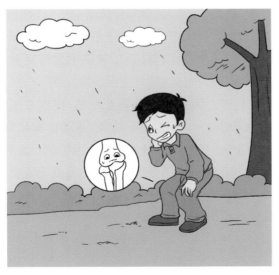

风湿性关节炎在阴雨季节容易复发与加重

2）风湿性关节炎有哪些表现

风湿性关节炎的临床表现多样，可累及全身多个部位，最常见的临床表现包括以下几个方面：

（1）前驱症状。风湿热在典型症状出现前 1～6 周，常有咽喉炎或扁桃体炎等表现，如发热、咽痛和咳嗽等。

（2）关节症状。风湿热表现为游走性大关节炎，常表现为双侧肩、肘、腕、髋、膝、踝等大关节的对称性疼痛，局部可有红肿热痛等炎症表现，但不会出现化脓和关节畸形。关节疼痛通常在链球菌感染后一个月内发作，2 周内消退，很少持续 1 个月以上。急性炎症消退后，关节功能可完全恢复，但后续常反复发作，气候变冷或阴雨天气时疼痛加重。

（3）皮肤表现。风湿热处于活动期时，在肘、腕、膝、踝、指（趾）关节伸侧、枕部、前额、棘突等骨质隆起或肌腱附着处，可见多发皮下结节，如豌豆大小，常对称分布，通常 2～4 周后会自然消失。此外，风湿热患者在四肢近端和躯干常可见淡红色环状红晕，称为环形红斑，可持续数月之久。

（4）心脏表现。风湿热还会累及心脏，出现心肌炎。风湿热儿童患者中 65%～80% 有心脏病变，运动后常出现心悸、气短和心前区不适，出现以上症状时一定要及时到医院就诊，否则会进展为心衰。目前急性风湿性心肌炎已是儿童充血性心衰的最常见原因。

（5）其他。风湿热炎症侵犯中枢神经系统时可表现为舞蹈病，出现无目的、不自主的躯干或肢体动作，常发生于 4～7 岁的儿童。

3）如何诊断与治疗风湿性关节炎

风湿性关节炎的诊断主要依据溶血性链球菌感染证据和相关临床表现。通过咽拭子培养可发现溶血性链球菌。血液学检查可发现抗 O 显著增高，病情恢复后，抗 O 可逐渐下降。急性游走性大关节炎、心肌炎、环形红斑和皮下结节等相对特异的临床表现也有助于风湿性关节炎的诊断。

风湿性关节炎的治疗目的是消除关节疼痛，减轻关节僵硬程度，避免关节和脏器再次受损。治疗方式包括以下几种：

（1）药物治疗。风湿性关节炎药物治疗的原则为早诊断、早治疗和联合用药。水杨酸制剂可以迅速解热，减轻风湿热患者的关节症状，是风湿热常用的治疗药物。然而，水杨酸制剂并不能从根本上去除风湿感染以及相关的心脏损害和关节炎等并发症。对于风湿性关节炎伴有心肌炎者，水杨酸制剂需联合肾上腺皮质激素以达到最佳治疗效果。

（2）饮食调理。风湿热患者不宜食用海产品、过酸过咸食物以及辛辣食物等。由于治疗期间常选用肾上腺皮质激素，应保持低盐饮食以避免钠盐潴留，并避免食用高脂肪或者高糖类食物。此外，风湿性关节炎是一种慢性疾病，治疗期间要注意加强营养，增加高蛋白食物的摄入，并注意补充维生素。

4）如何预防风湿性关节炎

风湿热的发生与大量感染溶血性链球菌有关。调查结果显示，扁桃体炎、咽喉炎、鼻窦炎和龋齿等均可引发甲组溶血性链球菌的感染。因此，如果出现了以上感染性疾病，应及时就医，日常生活中也要注意保持口腔卫生，降低感染风险。

类风湿性关节炎

与好发于青少年人群的风湿性关节炎不同，类风湿性关节炎好发于 20～50 岁者。

1）什么是类风湿性关节炎

类风湿性关节炎是一种以关节病变为主的慢性全身自身免疫性疾病。

2）类风湿性关节炎有哪些表现

与风湿性关节炎不同,类风湿性关节炎以手足小关节受累为主,多发于腕、掌指、指间、跖趾关节等。最常见的临床表现主要包括以下几个方面:

（1）疼痛。关节疼痛是类风湿性关节炎最敏感也是最早出现的体征,可伴有触痛和压痛。

（2）僵硬。受累关节在早晨起来开始活动时出现明显僵硬,但活动一段时间后僵硬感逐渐改善。

（3）肿胀。受累关节周围软组织可出现弥漫性肿胀,同时表面温度略高于正常关节。

（4）畸形。受累关节后期一般会出现关节畸形。

（5）皮下结节。30％～40％的患者可出现皮下结节。

3）如何诊断与治疗类风湿性关节炎

类风湿性关节炎的诊断主要依据临床表现、实验室检查和影像学检查。血液检查中类风湿因子阳性对类风湿性关节炎的诊断具有重要意义。影像学检查中X线片是评估关节损害最常用的方法;CT和MRI的准确率要高于X线片;核医学科的全身骨显像可早于X线、CT、MRI等常规影像学方法发现关节病变,在关节滑膜出现炎性病变而关节软骨和临近骨质尚未出现损害时即可表现为显像剂摄取增高。类风湿性关节炎的全身骨显像表现为双侧腕关节、掌指及指间关节显像剂摄取浓聚,具有一定的特征性,可用于与其他关节炎的鉴别。

类风湿性关节炎的治疗主要包括以下几个方面:

（1）休息。类风湿性关节炎急性期时,患者应注意休息以减轻疼痛;急性期结束后可适量运动,但不可过于劳累或进行剧烈运动。

（2）理疗。恢复期时可酌情选择有效的理疗，适当活动关节以避免其丧失功能。

（3）药物治疗。药物治疗主要包括非甾体抗炎药、抗风湿药、"云克"、免疫和生物制剂及植物药等。其中核医学科的"云克"，即锝[^{99}Tc]亚甲基二膦酸盐注射液，可有效缓解类风湿性关节炎患者的疼痛，具有起效快和不良反应小等特点。

（4）简易活动关节。每天定时进行关节的简易运动，保持关节的灵活度。

值得注意的是，类风湿性关节炎是一种长期慢性疾病，治疗药物大多起效慢，每个人对药物的反应也各不相同。因此，患者一定要谨遵医嘱，定时复查，以便医生及时了解病情，对治疗方案进行调整。

4）类风湿性关节炎的预防

类风湿性关节的发生与寒冷、潮湿等因素有关，因此日常生活中要注意保暖、防寒、防湿和防风。同时，生活作息要规律，合理膳食，保证睡眠时间，适量运动，以提高机体免疫力。

痛风

随着生活条件的改善，人们对高嘌呤食物（如啤酒、肉类和海鲜等）的摄入量明显增加，痛风的发病率也逐年升高，如今已成为我国仅次于糖尿病的第二大代谢类疾病。下面我们来一起具体认识一下痛风。

1）什么是痛风

痛风是嘌呤代谢异常致使尿酸合成增加而导致的代谢性疾病。

2）痛风有哪些表现

痛风是一种单钠尿酸盐沉积所致的晶体相关性关节病,可引发一系列临床症状,主要表现为以下几个方面:

(1)疼痛。痛风,顾名思义,首先是疼痛。急性痛风发作时表现为受累关节严重的红、肿、热、痛,且症状发生突然。痛风好发于双侧足趾的第一跖趾关节,即俗话说的"大脚趾"的第一个关节,其次是足背、踝关节和膝关节。痛风到底有多痛? 一位患者曾详细生动地描述过痛风的疼痛:"凌晨两点突然被剧痛惊醒,脱臼一般的疼痛先是从大脚趾袭来,然后在脚踝、小腿和膝关节之间游移不定。疼痛随着时间愈演愈烈,到最后甚至连衣服的重量都难以承受。"痛风发作期间,约 80% 的患者会因疼痛而无法正常工作和生活。

(2)皮肤破损、溃烂。痛风患者体内单钠尿酸盐沉积所致的晶体不仅会诱发痛风急性发作,还可通过沉积形成痛风石,出现在耳郭、手腕、手指、足趾和肌腱等处,引起肿痛、变形,并可导致皮肤破损、溃烂,引发伤口感染,甚至可能压迫神经进而影响正常的肢体功能。

(3)尿毒症。除了对肢体的影响外,痛风还可伴发肾脏病变,严重时可能发展为尿毒症。

3)如何诊断与治疗痛风

血液和尿液尿酸测定是诊断痛风的常规检查,关节穿刺液和痛风石内容物检出尿酸盐结晶是诊断痛风的"金标准"。未能确诊的痛风疑似患者可通过影像学检查协诊。X 线、CT 和 MRI 在痛风出现关节损害或痛风石时可辅助诊断,而在痛风早期常表现为阴性;但全身骨显像可在关节病变早期即发现病变部位,利于痛风的早期诊断。

痛风与嘌呤代谢紊乱及(或)尿酸排泄减少所致的高尿酸血

症直接相关。只要将血尿酸水平长期保持在 360 微摩尔/升以下,沉积在关节的尿酸得以溶解,就可以控制痛风不再发作。但长期以来,人们对痛风缺乏正确的认识。许多人认为,痛风只要在发作的时候及时止痛就可以,因此多在急性痛风症状消失后就自行停药。其实,痛风是一种需要长期服药治疗的疾病,痛风的发作次数一般在服用降尿酸药物半年后才会明显减少,患者服用一段时间药物后容易以为药物无效而选择停药。目前我国一半以上的痛风患者未按医嘱服药治疗,导致痛风反复发作,病情恶化的风险大大增加。痛风的治疗方法包括:

(1) 药物治疗。在痛风急性发作期,非甾体抗炎药、糖皮质激素和秋水仙碱等药物可用于消炎止痛;而在非发作期,则需要使用别嘌醇、非布司他、苯溴马隆等药物降低血液中的尿酸水平。患者要定期检测血尿酸,并定时复诊,调整降尿酸药物使血尿酸水平保持在 360 微摩尔/升以下。

(2) 饮食调整。限酒,减少高嘌呤食物(如肉类、海鲜等)的摄入,大量饮水(每日 2 000 毫升以上),控制体重,增加新鲜蔬菜的摄入。

(3) 手术治疗。痛风后期病情进一步恶化可引起严重的关节破坏,此时药物治疗不再有效,只有通过手术才能达到治疗目的。

4) 痛风如何预防

与糖尿病相似,随着现代生活条件和饮食水平的极大改善,痛风的预防也变得越来越重要。为预防痛风,应做到以下几点:

(1) 保持良好的饮食习惯与生活方式。

(2) 定期体检,监测尿酸水平。

(3) 适量运动。

强直性脊柱炎

强直性脊柱炎是一种自身免疫性疾病，病因尚不明确，好发于年轻人，尤其是年轻男性，可严重影响患者的生活水平。

1）什么是强直性脊柱炎

强直性脊柱炎是以骶髂关节和脊柱附着点炎症为主要症状的疾病。

2）强直性脊柱炎有哪些表现

强直性脊柱炎在发病初期，临床症状主要表现为下腰背疼痛，如能早期治疗，预后较好。然而，由于临床症状缺乏特异性，强直性脊柱炎患者在早期容易被误诊为腰椎间盘突出，待出现转头困难以及颈部受限等症状时，病情已经比较严重，错过了早期治疗的最佳时机。因此，在日常生活中，如果出现明显的下腰背疼痛，要及时到医院进行确诊。此外，强直性脊柱炎具有一定的遗传性，HLA‐B27 是诊断强直性脊柱炎的重要参考指标，如果有强直性脊柱炎的家族遗传史，建议检测 HLA‐B27，出现下腰背疼痛等疑似症状后尽快就医。

3）如何诊断与治疗强直性脊柱炎

强直性脊柱炎的诊断主要依据临床症状及影像学表现。X线片检查对强直性脊柱炎的诊断有重要意义。强直性脊柱炎病变主要累及脊柱和骶髂关节。脊柱病变一般自下脊柱开始，逐渐向上发展，椎间隙变窄，周围多伴有骨质硬化，骨桥形成，X线片正位相可见脊柱呈竹节状表现。骶髂关节的病变从中下部开始，一般双侧受累，早期关节面粗糙不整，周围伴硬化，X线片可见斑点状或块状影，继而病变累及整个关节，边缘呈锯齿状，关节间隙变窄，最后关节间隙消失，发生骨性强直。X线检查不能

漫话核医学与骨骼健康

确诊者可以行 CT 检查,它能清晰显示脊柱和骶髂关节间隙,利于强直性脊柱炎的诊断。值得注意的是,核医学科的全身骨显像可早于 X 线和 CT 检查发现强直性脊柱炎病变,表现为脊柱和骶髂关节显像剂摄取明显增高,双侧椎小关节相连形成线条性显像剂浓聚带。强直性脊柱炎早期症状多不典型,疑似患者可行全身骨显像协助诊断。

强直性脊柱炎治疗的目的在于控制炎症,减轻或缓解症状,维持正常姿势和最佳功能位置,防止畸形。治疗的关键在于早期诊断和早期治疗,治疗药物包括抗炎药物和生物制剂等,治疗方案需要由临床医师根据患者的具体情况制定。日常生活中注意保持恰当的姿势,避免久坐,睡觉选用坚固平整的床且尽量保持仰卧位,适当进行锻炼,建议选择一些可保持直立姿势或伸展躯干的运动,如游泳、羽毛球、射箭和滑雪等。

 骨髓炎

骨髓炎来自骨的感染与破坏,多数由血源性引起,四肢骨两端最易受侵,尤以髋关节最常见。临床上常见反复发作、多年不愈的病例,严重影响患者身心健康和劳动能力。

1)什么是骨髓炎

骨髓炎为一种细菌或真菌感染骨髓、骨皮质和骨膜而引起的炎症性疾病。

2)骨髓炎有哪些表现

急性骨髓炎起病时常发生高热,局部骨骼疼痛,若诊断不及时,转为慢性骨髓炎时会发生破溃、流脓,有死骨或空洞形成,重症患者常危及生命。

3）如何诊断与治疗骨髓炎

患者出现局限性骨痛并伴有发热时常提示骨髓炎可能。常规影像学检查如 X 线和 CT 检查等多在骨髓感染后 3～4 周方可发现异常，而核医学科的骨三相显像在急性骨髓炎发病的 12～48 小时即可表现为显像剂摄取浓聚，利于骨髓炎的早期诊断。

临床治疗急慢性骨髓炎一般采取病灶清除术清除脓液、去除死骨，再配合辅助治疗放内置物。内置物需与周围组织形成避免外界细菌进入的密封区，经过一定压力利用引流管将病灶及周围的脓液引流出来，确认无明显血脓液后取出内置物，最后进行缝合。骨髓炎患者如治疗不及时，病情严重时或可危及生命，有时不得不采取截肢保命的应急办法，使患者落下终身残疾。

4）骨髓炎怎么预防

预防骨髓炎要做到饮食有节，起居有常，还要适当地进行体育锻炼。

（1）一般感染性疾病的预防。疖、疔、疮、痈以及上呼吸道感染都是最常见的感染性疾病，容易继发感染导致血源性骨髓炎的发生。因此，日常生活中要注意个人卫生，提高自身免疫力，避免疖、疔、疮、痈及上呼吸道感染的发生。

（2）积极处理外伤感染。外伤感染是引起骨髓炎的常见原因。在外伤骨折、跌打损伤或术后容易并发压疮，此时应及时采取抗感染治疗，使患者体内感染的细菌或病毒及早排出体外或消散。此外，对于开放性骨折，一般不主张内固定治疗。因为骨折后伴有软组织损伤，施内固定所采用的钢针等异物可能会刺激患处，导致继发感染，可予以止血、清创、整骨，外用止血生肌类药物，并以小夹板固定以减少感染的机会。开放性骨折行内固定治疗者，一旦发生感染并蔓延到髓腔后，炎性感染常沿髓内针向两端扩散，在髓内针穿入或穿出部位的皮下也可能形成感染，一旦发生，需取出内固定物以控制感染。

（3）及早发现和治疗感染性疾病。一旦发现感染，应及早治疗。浅表的感染局部症状明显，容易早期发现。深部感染常难以诊断，临床可表现为体温升高和血液指标异常，但局部皮肤不一定有红、肿、热、痛等炎症表现。因此，一旦怀疑深部感染，宜及时就医，以便早期诊断和治疗。

 ## 骨肿瘤

骨肿瘤是指发生于骨骼或其附属组织的肿瘤，可分为原发性骨肿瘤和转移性骨肿瘤。

原发性骨肿瘤

原发性骨肿瘤有良、恶性之分，良性骨肿瘤易根治，预后良好。恶性骨肿瘤发展迅速，预后不佳。

1）什么是原发性骨肿瘤

原发性骨肿瘤是指起源于骨骼或其附属组织的肿瘤，最常见于上臂或下肢的长骨。

2）原发性骨肿瘤有哪些表现

原发性骨肿瘤主要累及骨骼和周围的软组织，临床表现主要包括以下几个方面：

（1）疼痛。原发性骨肿瘤引起的组织破坏、压迫、阻塞、张力以及肿瘤本身的溃烂都可刺激神经引起骨痛。原发性骨肿瘤的疼痛最初为骨骼压痛,之后表现为持续性疼痛,夜间和休息时疼痛亦无缓解。因此,当出现严重而持久的骨痛且逐渐加重时,应尽快到医院就诊。

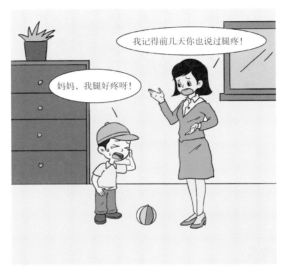

> 我记得前几天你也说过腿疼!

> 妈妈,我腿好疼呀!

原发性骨肿瘤可表现为严重而持久的骨痛

（2）肿胀及肿块形成。除了骨痛以外,原发性骨肿瘤的受损骨骼或周围软组织会出现肿胀、皮肤发红,时间长了以后受损骨骼周围可出现软组织肿块,少数人还会伴有发热和疲劳等症状。

（3）骨折。原发性骨肿瘤的受损骨骼由于骨质破坏,骨强度降低,轻微受伤或跌倒即可发生骨折。

3）如何诊断与治疗原发性骨肿瘤

影像学方法是诊断原发性骨肿瘤的重要手段,X 线、CT 和

MRI检查可显示病变的位置、形态等解剖学改变，常用于原发性骨肿瘤的辅助诊断。与以上常规影像学方法相比，核医学科的全身骨显像在诊断原发性骨肿瘤方面具有以下独特优势：①可更早检出骨肿瘤病变；②可准确显示骨肿瘤的浸润范围；③可检出骨肿瘤的远处转移灶；④可用于骨肿瘤术后复发或转移的复查。因此，全身骨显像对原发性骨肿瘤的诊断、分期以及随访均有很高的临床价值，在原发性骨肿瘤方面已得到广泛应用。

原发性骨肿瘤的治疗旨在清除肿瘤组织、缓解疼痛和修复受损骨骼。治疗方法主要包括手术、放疗、化疗和免疫治疗等。手术治疗可切除受损严重的骨骼并重建骨骼，化疗、放疗和免疫治疗则通过杀伤残余肿瘤细胞以防肿瘤复发或转移。

转移性骨肿瘤

近年来，随着治疗手段的不断提高，肿瘤患者的平均寿命不断延长，但很多肿瘤患者在晚期会出现骨转移，即转移性骨肿瘤。

1）什么是转移性骨肿瘤

原发于身体其他部位的恶性肿瘤，通过各种途径转移至骨骼，并在骨内继续生长所形成的肿瘤，称为转移性骨肿瘤。

2）转移性骨肿瘤有哪些表现

转移性骨肿瘤最常发生于脊柱，以胸椎最为常见，肋骨、骨盆、股骨等也是高发部位，肘、腕、膝、踝关节及手、足等四肢末端少见。转移性骨肿瘤最常见的临床表现为骨痛，因此肿瘤患者出现腰背部等处疼痛时应及时就医。

3）如何诊断与治疗转移性骨肿瘤

骨骼是恶性肿瘤好发的转移部位,早期发现骨转移灶的存在对于恶性肿瘤的分期及治疗具有重要意义。全身骨显像可比常规影像学检查方法如 X 线等提前 3～6 个月发现骨转移灶,因此被认为是筛查恶性肿瘤有无骨转移的首选检查方法。转移性骨肿瘤行全身骨显像时可表现为全身多发或单发的显像剂摄取浓聚灶,以胸腰椎、骨盆和肋骨多见,具有一定的特征性。

恶性肿瘤出现骨转移时代表已进入肿瘤晚期,预后多较差。但有些恶性肿瘤病情进展缓慢,如甲状腺癌、前列腺癌和乳腺癌等,即便出现了骨转移,通过治疗仍可获得比较满意的疗效,5 年生存率很高。因此,恶性肿瘤患者一旦出现骨痛症状或怀疑骨转移时应尽早行全身骨显像,了解有无骨转移征象,以免延误病情。出现骨转移者,则可通过手术和放化疗等方法进行治疗。

 骨折

骨折很好理解,简单来说就是骨头断了。根据骨折原因可将骨折分为创伤性骨折、应力性骨折和病理性骨折。

创伤性骨折

创伤性骨折是最常见的一种骨折。由于骨的再生能力很强,创伤性骨折经良好复位后一般 3～4 个月即可完全愈合。

1)什么是创伤性骨折

创伤性骨折是指骨骼由于意外事故或暴力造成断裂。

2)创伤性骨折有哪些表现

创伤伴有以下几点征象时可高度怀疑骨折:

(1)疼痛。骨折一般都会伴有剧烈疼痛,按压或者活动受

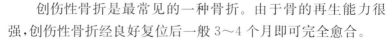

伤部位时疼痛加剧。

（2）肿胀。受伤部位迅速肿胀或者肿胀特别明显。

（3）畸形。严重骨折时骨折部位可呈畸形状态，如缩短、旋转、扭曲等。

（4）骨擦音和骨擦感。按压受伤部位产生的摩擦的声音和感觉称为骨擦音和骨擦感，这是由骨折后的两个断端相互摩擦产生的。一般不要轻易尝试这个动作，因为伤者会非常痛苦。

3）如何诊断与治疗创伤性骨折

一般通过 X 线片即可快速、准确观察创伤性骨折情况。但对于某些发生在胸骨、骶骨、肩胛骨等处的隐匿性骨折，X 线片、CT 和 MRI 等常难以发现。全身骨显像对骨折的灵敏度很高，可用于此类骨折的辅助诊断。

创伤性骨折的治疗方法包括保守治疗和手术治疗。是否选择手术治疗取决于以下几个因素：

（1）是否是开放性骨折？开放性骨折是指骨折处的皮肤有伤口，骨折处通过皮肤的伤口与外界相通。一般开放性骨折都需要进行手术治疗，因为骨折处与外界相通，外界的细菌可趁机进入伤口引发感染，如果不及时进行清创、包扎，很容易出现感染，继发骨髓炎。

（2）是否伤及周围的血管和神经？骨折时骨头的断端有时会卡住或者轧断周围的神经与血管，引起神经损伤或大出血，这种情况需要尽快手术，否则会影响肢体的功能甚至因失血过多而死亡。骨折后如果肢体出现麻木或者皮肤苍白、发凉，就要高度怀疑存在神经与血管的损伤，一定要及时就医。

（3）是否伤及关节面？正常的关节活动要求关节面必须光滑平整，因此一旦骨折伤及关节面，一般都需要通过手术切开、复位,确保关节面可以恢复得与以前一样平整,这样才不会影响关节的功能。

创伤性骨折经保守治疗或手术治疗后一般可完全愈合,不影响骨与关节的功能。如骨折后长时间未愈或功能受损,可行全身骨显像了解骨的修复和愈合情况。

应力性骨折

随着生活水平的提高,人们越来越注重自身的健康,很多人都会进行一些体育锻炼,比如跑步、骑行、游泳等。有的人会发现自己在运动时有疼痛感,但具体说不清到底哪里痛,运动结束时疼痛剧烈,但休息后疼痛可减轻。这多半是发生了应力性骨折,又称疲劳性骨折。

1）什么是应力性骨折

应力性骨折是一种由于骨骼承受超负荷引起的骨折,当运动量突然增加,肌肉长期反复牵拉,超过骨骼系统可承受的弹性范围时,即可出现微骨折或裂隙等结构的破坏,继续运动则使微骨折进展为明显的皮质骨折（可简单理解为骨骼受到损伤出现轻微骨折,随后加重变成明显骨折）。

2）应力性骨折有哪些表现

应力性骨折的症状不明显,约35％的患者没有任何症状,仅有20％的人通过影像学检查可发现骨折。应力性骨折好发于胫骨、腓骨、跖骨和跟骨,疼痛与运动相关。有长期运动习惯者,如果最近发现下肢有疼痛或不适感,且运动后加重,应尽快到医院就诊。

3）如何诊断与治疗应力性骨折

诊断应力性骨折不推荐行 X 线片,因骨折部位较隐匿,且患者出现骨痛症状的 6 周内多为阴性,因此容易漏诊。CT 和 MRI 的准确率要高于 X 线片,但对隐匿性骨折诊断最灵敏的还是全身骨显像,在出现损伤后的 24 小时内就可发现骨折部位。

应力性骨折一般采取保守治疗。已出现骨折线者需要通过石膏或者支具进行固定;症状轻微者则可保持正常活动,但必须改变运动方式,将跑步或其他超负荷训练改为合理、健康的有氧运动(如骑行、游泳等)。大多数应力性骨折愈合需要 1～3 个月。

4)如何预防应力性骨折

应力性骨折的预防主要包括以下几个方面:

(1)合理膳食,营养均衡,避免出现营养不良及贫血等。

(2)运动要适量,需要进行长期高强度训练者建议到专业医院评估运动能力。

(3)科学训练,运动要循序渐进,不可突然加大运动量和运动强度;同时应尽量避免长期高负荷的运动(如暴走、长跑等);运动时应配备防护用品,如护腕、护膝等,选择软硬度合适的鞋以及平整宽阔的运动场地。

病理性骨折

日常生活中,有的人既未受到暴力的冲击,近期也未进行过剧烈的运动,可能仅仅是打了个喷嚏,却骨痛难忍,这多半是发生了病理性骨折。

1)什么是病理性骨折

病理性骨折就是在某些疾病的基础上出现的骨折。病理性骨折的常见原因包括以下几点:

(1)骨的原发性或转移性肿瘤。骨的原发性或转移性肿瘤

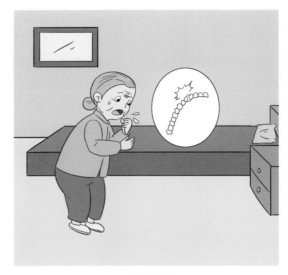

病理性骨折

是病理性骨折的常见原因之一，特别是呈溶骨性改变的骨肿瘤，包括骨巨细胞瘤、骨肉瘤等原发性骨肿瘤以及肾癌、乳腺癌、肺癌和甲状腺癌等转移性骨肿瘤等。不少原发性和转移性骨肿瘤患者是因病理性骨折到医院就诊后才确诊病因。

（2）骨质疏松症。骨质疏松症患者骨皮质萎缩、变薄，骨小梁稀疏、变细，老年人尤其是绝经后女性常伴发胸、腰椎压缩性骨折以及股骨颈骨折等。肢体瘫痪或久病卧床也可引起局部失用性骨质疏松而造成骨折。

（3）感染性病变。骨骼出现感染后，患者的骨组织受炎症的侵蚀，骨质脱钙疏松，骨强度下降，容易发生病理性骨折。

（4）内分泌失调。甲状旁腺功能亢进时可导致骨的脱钙及大量破骨细胞堆积，骨小梁为纤维组织所取代，骨强度显著下降，易发生多发性病理性骨折。

（5）骨的发育障碍。先天性骨骼疾病也可引起病理性骨折。例如先天性成骨不全，这是一种常染色体显性遗传性疾病，患者的骨皮质很薄，极易发生多发性骨折，且骨折后形成的骨痂难以骨化，易发生二次骨折。

2）病理性骨折有哪些表现

病理性骨折具备骨折的一般表现，但与创伤性骨折和应力性骨折不同的是，它是在受到轻微外力甚至没有外力的情况下发生的骨折。

3）如何诊断与治疗病理性骨折

病理性骨折诊断与治疗的关键在于明确病因，因此需要进行全面的实验室检查和影像学检查。如怀疑为原发性或继发性骨肿瘤引起的骨折时，建议行全身骨显像明确诊断。病理性骨折的治疗为积极处理骨折部位，并治疗原发疾病，避免病理性骨折的再次出现。

4）如何预防病理性骨折

对于存在病理性骨折高风险的患者，在平时生活中要注意自我保护，避免剧烈运动和长期高负荷活动，减少骨折的发生，避免对身体造成二次伤害。同时，积极治疗原发疾病，避免骨骼损伤。

第 5 章

无处遁形，能够精准定位
骨痛的"福尔摩斯·核"

在上一章中我们介绍了可能造成骨和关节疼痛的部分"罪魁祸首"，下面就让我们来一起看看核医学领域有哪些能够帮助

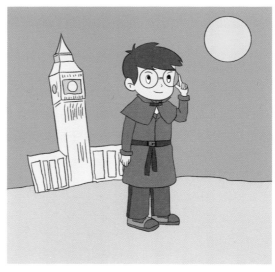

核医学领域的"福尔摩斯·核"可找出造成骨和关节疼痛的"真凶"

我们发现并且定位"真凶"的"福尔摩斯·核"？探究一下核医学的各路大神们是如何通过"八仙过海，各显神通"的方式来帮助我们找出那些可能造成骨和关节疼痛的疾病和疼痛部位，从而更好地帮助骨科、运动医学科或者康复医学科的临床医生们解决那些饱受骨和关节疼痛困扰的患者们的烦恼吧！

 ## 传统与现代的完美交融——^{99m}Tc - MDP 三相骨显像联合 SPECT/CT 融合显像

目前国内临床上最常见的骨显像剂主要是^{99m}Tc 标记的亚甲基二膦酸盐（^{99m}Tc - MDP），也就是在第 3 章介绍过的那对长得很相似的好"兄弟"之一。"云克"主要用于治疗骨质疏松症，并对其他原因所造成的骨和关节疼痛进行治疗。现在就让我们一起来看看作为以骨骼系统显像为主要功能的^{99m}Tc - MDP 在对付骨和关节疼痛难题的主要临床应用吧。

显像原理

显像剂^{99m}Tc - MDP 经静脉注射后，能够动态地显示患者术后局部的血流灌注相、血池相和延迟相（即三相骨显像）各阶段的骨显像剂摄取情况。^{99m}Tc - MDP 主要通过化学吸收的方式与人体骨骼系统中的羟基磷灰石相结合，显像剂在各个部位的吸附量主要受到相应部位骨骼局部的血流量或成骨活性影响。因此，骨显像剂^{99m}Tc - MDP 的摄取程度主要用来反映病灶局部血流量或成骨活性的变化。传统的^{99m}Tc - MDP 全身骨显像的图像由于缺乏解剖学定位的辅助，在临床实践中的实际应用价值受到一定的限制。然而，近年来，随着融合显像技术的发展,核医学临床工作者们已经能够在全身骨显像(延迟相)的基础上进一步对成骨活性或局部血流量出现异常的部位进行局部 SPECT/CT 断层融合显像。因此,将能够反映骨代谢活性和骨关节力学改变中的应力性变化所造成的骨代谢变化与传统CT 所提供的解剖学变化的相关信息进行完美融合,并且将骨显像剂^{99m}Tc - MDP 的摄取程度及分布情况与骨关节内生物力学及解剖结构异常变化联系起来,为临床医师进一步明确病因及病变部位的诊断提供更有价值且更为全面的参考。

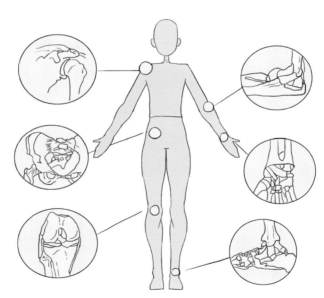

人体的主要骨关节部位

三相骨显像和 SPECT/CT 融合显像可用于许多骨骼系统疾病,下面就以关节部位分类进行一些介绍。

肩关节术后 SPECT/CT 评估

肩关节是人体骨骼系统中结构最不稳定的关节。肩关节的稳定性主要依赖肩关节的关节面、周围肌腱及相应软组织结构间的动态平衡来实现。肩关节部位的相关病变主要包括肌腱撕裂(肩袖撕裂)、关节不稳以及关节退变(关节炎)等。在过去的20年间,肩关节假体置换术的技术发展日新月异,手术量也与日俱增。然而,与此同时也伴随着手术相关并发症和再次手术量的增加。由于传统解剖学在肩关节置换术后疼痛患者的病因评估及疼痛部位确定等方面存在诸多限制,核医学的肩关节SPECT/CT 融合显像对运动外科,尤其以肩关节手术为主攻方向的临床医师有独特的辅助价值。^{99m}Tc - MDP SPECT/CT 能够针对不同的肩关节假体置换手术方式及不同的应力性改变所造成的术后并发症提供准确的诊断,例如半肩关节置换术后关节盂炎症、全肩关节置换术后关节盂松动、肩关节反向置换术后肩胛骨切迹等。

对于肩关节置换术后无菌性松动的诊断,单纯依靠平面骨显像进行诊断时容易受到其他肩关节置换术后并发症的干扰,如术后骨质修复及瘢痕愈合、感染和假体周围骨折等,因此需要密切联系骨显像剂^{99m}Tc - MDP 的摄取分布特点及 SPECT/CT 所提供的解剖定位来得出结论。首先,如果患者接受的是肱骨头置换术,发生肩关节关节盂无菌性松动或炎症,平面骨显像通常表现为关节盂周围局灶性骨显像剂摄取增高,多数伴有软骨破坏。如果术后发生了类似情况,通常建议更换为全肩关节假体。其次,对于关节盂松动的患者而言,在患者^{99m}Tc - MDP 肩关节三相骨显像的延迟相上会出现更为明显的局灶性摄取增高,并且通过进一步的肩关节局部SPECT/CT定位可以发现摄取增高部位多位于假体周围以及肩关节骨骼与假体界面交界处。也有研究者将关节盂周围分成了6个区域,如果其中4/6个连续区域都出现了骨显像剂^{99m}Tc-MDP的摄取程度异常增加,则可考虑关节松动的诊断。最后,如果松动部位为肱骨(此种并发症在临床相对少见),在肩关节的骨与假体交界面上出现不少于3个连续区域的骨显像剂^{99m}Tc-MDP摄取异常增高,同时局部SPECT/CT融合显像中的CT发现$\geqslant 2$ mm的透亮区,则可提示肱骨松动。

^{99m}Tc-MDP三相骨显像对于关节置换术后感染的诊断具有很好的灵敏度,尤其对于放射科肩关节平片未发现解剖学异常改变的肩关节置换术后患者的早期诊断,具有较大的诊断价值。由于局部SPECT/CT融合显像技术的发展日趋成熟,成本不高且辐射剂量较低,^{99m}Tc-MDP三相骨显像联合SPECT/CT融合显像在肩关节置换术后患者的疼痛评估中应用较多。如果全身平面骨显像上未发现异常的骨显像剂^{99m}Tc-MDP摄取增高,通常可以较好地排除关节置换术后感染的诊断。但是如果关节假体周围出现了范围较广且摄取程度明显增高的改变,同时伴有三相骨显像中的早期相(软组织相,即血流相及血池相)和延迟相(骨显像)的显像剂摄取同时增高,则可提示肩关节置换术后感染的诊断。

肩关节置换术后畸形愈合或不愈合所造成的肩峰和肩胛骨骨折给从事肩关节置换手术的运动医学科医生的临床工作带来了较大挑战。普通肩关节X线片容易漏诊没有发生明显移位以及临床症状不太明显的肩关节置换术后肩峰和肩胛骨骨折。肩关节SPECT/CT融合显像对于关节置换术后疼痛患者伴有的应力性改变和没有出现明显移位的骨折具有较好的诊断价值。对于已经明确诊断的骨折且伴随术后持续性疼痛的患者而言，必须排除术后愈合不良或未愈合（骨不连）以及感染性骨不连等情况。^{99m}Tc－MDP三相骨显像联合肩关节SPECT/CT融合显像可以较为可靠地作出诊断。

关节假体周围软组织的异位骨化在肩关节置换术后的常规X线片上较为常见，不过只有当肱骨与肩峰之间有骨桥形成时，异位骨化才被作为对于肩关节置换术后功能恢复具有不利影响的术后并发症对待。^{99m}Tc－MDP三相骨显像联合肩关节SPECT/CT融合显像能够帮助评估异位骨化的成熟程度以及相应部位有无实际的骨桥形成，因此可有效辅助骨科或者运动医学科的临床医生制定是否需要进一步进行手术的诊疗决策。在肩袖手术后相关并发症的发生率较低。肩关节术后僵硬或组织粘连患者的^{99m}Tc－MDP三相骨显像联合肩关节SPECT/CT融合显像主要表现为肱骨头前内侧、肩胛关节盂后侧以及肱骨头后侧骨显像剂^{99m}Tc－MDP的摄取程度增高。^{99m}Tc－MDP三相骨显像联合肩关节SPECT/CT融合显像可有效帮助诊断关节置换术后愈合不良并辅助精准定位。

手部及腕关节 SPECT/CT 评估

手部及腕关节的解剖结构较为复杂。手部及腕关节手术的主要病因包括创伤性、退变性、畸形、肿瘤性、炎症性或感染性疾病。该部位的手术方式也比较多变，包括开放性和微创性手术如骨融合术、关节置换术、局部骨切除术、关节固定术、截骨术以及关节镜检查等。外伤有可能造成所有腕部及手指指骨受累，桡骨远端骨折好发于老年性骨质疏松症患者，而舟状骨骨折好发于年轻患者。对骨折部位进行保守性或骨融合手术后,若仍伴随持续性疼痛,可能是由骨折未愈合、畸形愈合、继发性骨性关节炎、感染等病因造成的。

　　桡骨远端骨折是最常见的骨质疏松相关脆性骨折之一。手部骨折主要发生在手指,约占 60%;也好发于掌骨,约占 30%;余下约 10% 发生于腕骨,而在所有的腕骨中,舟状骨骨折最为常见。骨融合术的目的在于帮助骨折断端或碎骨片获得正确的解剖学复位。为了更好地修复手及腕部骨折,需要使用到许多不同的材料,如钢板、螺钉、金属丝等。骨不连或假关节的定义与骨折部位和"年龄"(骨折时间)有关。通常,如果骨折在 6 个月后没有愈合,并且在最近几个月中没有骨质愈合的表现,则可诊断为骨不连。手部及腕关节的^{99m}Tc - MDP SPECT/CT 融合显像评估有助于提高诊断的特异性。由于手术后存在的生理变化,骨显像剂的摄取增加可以在手术之后持续数月。因此,在应用三相骨显像联合 SPECT/CT 断层融合显像时,需结合 CT 显示的结构形态以及距离骨科手术的时间,以免骨质愈合期骨显像剂生理性摄取增加干扰诊断结果。

　　局部或全腕关节固定手术主要应用于一些因外伤、骨性关节炎以及类风湿性关节炎等疾病困扰而需要外科治疗的患者。手术的主要目的是为了缓解疼痛并保护功能尚未受到疾病影响的其余关节部分。此类手术的相关术后并发症主要包括假性关节炎、撞击综合征、伸肌肌腱损伤、骨不连、术后松动或骨折等。手部及腕关节^{99m}Tc - MDP SPECT/CT 融合显像可被用于评估局部或全腕关节固定术后的常见并发症,主要的影像学表现包括 CT 上的骨融合不全,以及在骨不连、关节间隙变窄、软骨下囊肿或硬化以及周围骨性关节炎或相邻骨质撞击部位局部的骨显像剂摄取增加。

需要进行腕关节、掌指关节或指间关节置换手术的病因主要包括骨性关节炎、外伤或是风湿免疫系统疾病等所造成的严重的关节破坏和骨痛。在为了保留手部及腕关节的运动功能而需要避免进行上述腕关节固定术时，也会考虑采用腕关节置换术。全腕关节置换术非常罕见，临床并不常用。较为常见的术后并发症主要包括滑膜炎、神经刺激和关节不稳等。由于腕关节和掌指关节不同于髋关节、膝关节或足踝部等承重关节，无法通过其他部位的^{99m}Tc-MDP SPECT/CT融合显像结果来一一对应地研究腕关节置换术后表现。相关影像学表现特点仍然需要临床医师与核医学专业的临床工作者进一步总结临床经验，归纳^{99m}Tc-MDP三相骨显像联合SPECT/CT融合显像在腕关节置换术后相关并发症评估中的临床应用价值。

在老年女性患者群体中，掌指关节的骨性关节炎是一种比较常见的疾病，可以造成非常明显的疼痛和严重的关节畸形，并造成残疾。外科手术的主要目标是减轻疼痛、保持或提高手部及腕关节的稳定性和活动性。尽管大部分患者通过仔细的临床病史询问、体格检查结合X线片的诊断结果可以明确诊断，但是手腕部的^{99m}Tc-MDP SPECT/CT融合显像能够用于评估骨性关节炎患者的局部成骨活性，并显示相应部位掌指关节具体的解剖学改变。对于外科手术后仍然伴有持续性疼痛的患者而言，^{99m}Tc-MDP SPECT/CT融合显像能够显示术后持续性疼痛的具体定位以及相应部位的解剖学变化，尤其是对于那些因为关节局部的撞击综合征或骨性关节炎所造成的术后疼痛患者，有其独特价值。

腕凸症是一种因第2或第3个腕掌关节背侧基底部的骨性

凸起或附骨形成所致的疾病。这种解剖学形态的异常有可能会导致骨性关节炎，相应部位的神经节囊肿、炎症或伸肌肌腱病变，从而造成一系列伴有明显疼痛感的退行性病变。腕掌关节压力测试以及骨显像结果均为阳性是原发性腕凸症患者接受手术治疗的临床指征。腕关节 ^{99m}Tc‑MDP SPECT/CT 融合显像能够评估腕凸症患者局部的解剖学结构变化和骨代谢活性。如果关节局部切除或固定术后疼痛仍然持续存在，通过腕关节 ^{99m}Tc‑MDP SPECT/CT 融合显像能够确定的病因包括复发性腕凸症、骨性关节炎或术后感染。

　　复杂局部疼痛综合征是一种会伴有疼痛、关节肿胀和局部血管舒张或收缩，可能会对患者的生活质量及社会经济发展造成严重影响的非常具有挑战性的疾病。这类疾病的具体病理生理学机制至今尚未阐明，治疗仍然以临床经验和主要症状作为指导，早期诊断和干预有助于改善患者的临床预后。复杂局部疼痛综合征 I 型的典型 ^{99m}Tc‑MDP 三相骨显像在血流灌注相和血池相上主要表现为前臂和手部的软组织摄取增加，而在延迟相上则更多表现为腕关节和指间关节内摄取增加。而对于 II 期和 III 期复杂局部疼痛综合征患者而言，平面骨显像上 ^{99m}Tc‑MDP 骨显像剂摄取降低，诊断效能也会因此受到一定影响。为了更好地采用腕关节局部 SPECT/CT 融合显像辅助复杂局部疼痛综合征的诊断，建议对怀疑复杂局部疼痛综合征的患者采集整个手及腕部的最大密度投影（MIP）图或 SPECT/CT 融合显像图，从而帮助术后持续疼痛患者获得更为精确的病因诊断及疼痛定位。

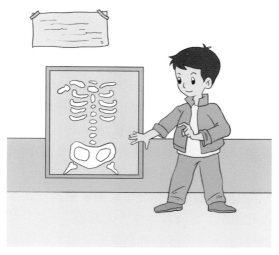

骨关节疼痛与骨显像

脊柱融合术后 SPECT/CT 评估

　　腰背部疼痛是一个非常常见的全球性问题,平均每 10 个人中就可能会有 1 个人曾受到过腰背痛的困扰。随着手术技术和硬件条件的不断发展,近些年来有越来越多的患者接受了脊柱融合手术,传统的影像学手段和核素骨显像通常用于评估脊柱手术之后出现持续性或复发性疼痛患者的病因和疼痛定位,每种影像学手段各有其优缺点。对于脊柱融合术后发生持续性或复发性腰背痛的患者而言,SPECT/CT 融合显像或有其独特应用价值。

　　与脊柱融合术相关的并发症可分为急性或慢性并发症,并被进一步划分为硬件相关、骨质融合相关以及手术方式相关的并发症。急性并发症主要与手术方式相关，如术后血肿、脑脊液漏、感染或硬件摆放位置不当所造成的血管或神经损伤等。骨质融合相关晚期并发症主要包括骨不连或假关节形成，通常定义为术后1年之后发生的骨融合失败。硬件相关晚期并发症主要包括椎体融合装置对位不良、硬件断裂以及松动等。其他并发症包括手术导致的椎小关节压力增加，从而导致退行性病变，主要影响骶髂关节、椎间关节或终板，进而导致椎体滑脱。其他晚期后遗症包括术后硬膜外纤维化、神经狭窄、蛛网膜炎和神经根炎等。

^{99m}Tc-MDP全身骨显像能够较为敏感地反映多种骨病变的骨代谢变化情况。尽管骨显像被认为是一种缺乏特异性的检查，但是这种检查方式能够在解剖学影像尚未出现明显病变时提示病变部位（早期代谢变化），或在存在大量解剖学改变时找出真正引起疼痛的部位。脊柱融合术后骨关节SPECT/CT融合显像能够帮助检出和定位痛性假关节部位，并可帮助解剖学定位以及评估患者腰背痛的问题。对于脊柱融合术后的患者而言，骨骼SPECT/CT融合显像应当既包括功能显像，也包含解剖影像，因为各种显像方式均有其优缺点，因此融合显像可以综合各显像方式的优势，弥补其短板和不足之处。

手术继发的骶髂关节病变可表现为对称性和非对称性显像剂摄取增高。骨关节SPECT/CT融合显像能够在早期精准定位病变部位的骨代谢活性变化，无论病变是发生在骶髂关节还是手术部位。然而，骶髂关节退变的典型CT解剖学改变，例如椎间隙狭窄、硬化、空泡征以及软骨下囊肿形成也应当被评估。此外，骨关节SPECT/CT融合显像还能够为非脊柱融合手术部位的其他远处椎体节段的潜在疼痛发生部位提供疼痛定位。

金属部件断裂或引起骨折,或者椎间金属装置下陷等均有可能引起脊柱融合术后疼痛,脊柱 SPECT/CT 融合显像能够很好地帮助评估金属硬件并准确地发现骨折。植入物发生松动有可能会进一步导致假关节形成,骨关节 SPECT/CT 在检测螺丝松动方面具有良好的敏感性和特异性,或许可作为探测脊柱融合术后植入物松动的有效工具。此外,金属植入物部件的配准偏差也可引起骨代谢活性的增加,从而通过骨关节 SPECT/CT 融合显像进行评估。

全髋关节置换术后 SPECT/CT 评估

全髋关节置换术最早于 20 世纪 60 年代由英国的骨科医生 John Charnley 完成,目前早已成为骨科的常规手术之一,并且随着临床需求的增加,手术量也不断上升。全髋关节置换术的主要临床适应证包括骨性关节炎、股骨颈骨折、股骨头缺血性无菌性坏死和感染性或炎症性骨关节疾病等。全髋关节置换术后最常见的原因包括无菌性松动、关节脱位或半脱位、感染、疼痛和假体周围骨折。通常来说,全髋关节置换术后生理性摄取最常见的表现主要包括以下几点:①在 ^{99m}Tc - MDP 全身骨显像联合髋关节 SPECT/CT 融合显像中可以见到髋关节假体周围存在不均匀摄取增高影;②髋臼的正常生理性摄取比股骨近端更高;③股骨假体中干骺端比骨干部位的显像剂摄取程度更高。

组织细胞反应往往发生在全髋关节置换术后 1~5 年,主要是由巨噬细胞对从关节假体表面脱落的髋关节置换术后颗粒物所发生的炎性反应所致。组织细胞反应的临床表现可能与其他术后并发症的临床表现之间存在一定相似性,例如髋关节假体松动或感染伴随明显疼痛等，仅凭症状和临床表现通常较难区分。多数情况下，X 线片即可发现组织细胞反应的解剖学改变，不过在 X 线片较难确诊髋关节置换术后发生组织细胞反应时，^{99m}Tc-MDP 髋关节 SPECT/CT 融合显像或许可以为髋关节置换术后持续性或复发性疼痛的病因诊断提供一定补充。CT 图像上由于组织细胞反应所造成的局灶性骨量减少，多伴有周围软组织肿块和扇形骨皮质破坏，但是周围肌肉组织大多并无异常表现。^{99m}Tc-MDP 髋关节 SPECT/CT 融合显像表现为明显的溶骨性病灶，可能与延迟相骨显像中相同区域的骨显像剂^{99m}Tc-MDP 摄取增加有关。

金属诱导的反应性肿块或病变，也称为假性肿瘤和无菌淋巴细胞性血管炎相关病变，是非肿瘤性、非感染性的关节周围实性或囊性肿块，几乎仅在金属-金属交界的假体中发生。基础病因包括过度磨损、金属引起的过敏反应或金属碎片。患者可能无症状或出现疼痛和压力的影响。

假体周围骨折是髋关节置换术后持续性或复发性疼痛的另一大原因。由于全髋关节置换术后早期并发症所造成的骨量丢失，全髋关节置换术后修复会导致更高风险。由于非骨水泥型股骨干的插入，与非骨水泥型假体相关的发生率也较高。其他危险因素包括女性年龄增长，尽管这些因素可能被骨质疏松症所混淆。在目前的医疗条件下，如佩吉特病和风湿性关节炎，由于骨形态改变和骨量减少，也被认为是危险因素。许多分类系统用于对假体周围骨折进行分类。其中，温哥华分类使用最广泛。根据该分类，骨折的位置可以在 SPECT/CT 融合显像中 CT 图像上进行分级。当 X 线片提供的信息不充分，SPECT/CT 融合显像可以提供一定的补充。CT 图像能够提供关于骨折部位和局部骨质情况的解剖学信息；而血流相和血池相中显像剂摄取增加（反应局部血流量增加）通常与6周以内的急性骨折有关，因此可用于估算骨折时间。急性骨折或不稳定及未愈合的陈旧性骨折在 SPECT 骨扫描中表现为放射性摄取增加。SPECT/CT 融合显像也可用于评估假体周围骨折的愈合情况，是否出现畸形愈合或未愈合等。CT 图像通常可用于评估是否发生骨折愈合，如果在骨折部位持续存在条状透明带则可能提示骨折延迟愈合或未愈合。在长骨骨折的保守治疗中，在 SPECT/CT 融合显像上骨折部位骨显像剂摄取减少能够提示骨折未愈合。

　　异位骨化主要表现为非骨性解剖部位发现骨骼形成，多出现在肌肉或结缔组织内，这也是全髋关节置换术后较为常见的术后并发症。患有肥厚性骨关节炎、强直性脊柱炎和弥漫性特发性骨质增生症的患者发生异位骨化的风险更高。急性异位骨化的临床症状和体征主要包括发烧、疼痛、肿胀、局部皮肤红斑和活动范围受限。不过仅凭这些症状来进行自我诊断是非常不可取的，因为这些症状也有可能被误诊为疾病，比如蜂窝织炎、血栓性静脉炎和骨髓炎等，这些疾病都具有相似的临床特征。X 线片对于异位骨化的诊断具有较好的特异性，通常表现为局部显像剂摄取程度的改变，并出现与相邻骨骼组织相似的内部结构。然而，异位骨化在 ^{99m}Tc - MDP 三相骨显像的显像上出现阳性结果后的 4～6 周，才能够在 X 线片上发现明显解剖学改变。延迟相全身骨显像中骨显像剂摄取程度通常可在手术后几个月内达到高峰，并在术后 1 年内恢复至基线水平，在此之后发生的异位骨化可能被认为是成熟的。SPECT/CT 融合显像可以准确地定位未成熟异位骨化的发育区域，典型表现主要为血流相和血池相的局部血流量增加,延迟相局部 SPECT 骨显像摄取增加,在 CT 上表现为软组织骨化。然而,由于骨桥的存在,并与天然骨发展为假关节,成熟的异位骨化也可能是有症状的。这可以在 SPECT/CT 上看到,因为在关节部位的局部摄取增加。

髋关节假体承重表面的反复应力性改变会导致髋臼杯内的聚乙烯衬垫的磨损和变薄。聚乙烯表面磨损会产生局部机械损伤,同时伴随材料的损失和磨损颗粒的产生。由于磨损颗粒与周围的骨质溶解强烈相关,可导致严重的长期后果,包括松动和假体周围骨折,值得引起特别关注。因此,能否对聚乙烯磨损进行早期诊断对于防止后续并发症的发生有重要价值。虽然术后长期 X 线片随访也可用于检测聚乙烯磨损,但是 ^{99m}Tc - MDP SPECT/CT 融合显像对于检测聚乙烯磨损的早期变化问题具有一定优势,尤其是当怀疑伴有相关的骨质破坏时。在诊断全髋关节置换术后早期骨质疏松方面,SPECT/CT 融合显像中的 CT 图像较传统 X 线片更为敏感。^{99m}Tc - MDP SPECT/CT 融合显像能够及早发现聚乙烯磨损这一全髋关节置换术后并发症。

膝关节术后 SPECT/CT 评估

膝关节术后疼痛在临床上比较常见。许多因素如膝关节的基础病理改变、手术类型和患者个体因素等均可能造成膝关节术后疼痛。保留膝关节的外科手术包括截骨术、韧带重建术、半月板手术和软骨修复术。对于保留膝关节手术后出现疼痛的患者,MRI 仍然作为主要参考标准。韧带重建后,CT 可以评估术后疼痛的位置,骨关节 SPECT/CT 融合显像可以评估关节超负荷或生物降解等问题。在半月板或软骨手术后，SPECT/CT 融合显像用于识别造成膝关节术后疼痛的腔室超负荷、软骨或骨软骨损伤不愈合。SPECT/CT 关节造影可以在早期评估由于生物力学变化而引起的软骨损伤。膝盖矫正截骨后，SPECT/CT 融合显像能够发现膝关节术后并发症如骨不连、髌骨关节病等。对于膝关节置换术后的评估，X 线片在检测无菌性松动时敏感性不足，且对无菌性和感染性松动的鉴别的特异性也较差。经证实，平面骨显像可作为常规 X 线片和 MRI 的有用辅助手段，帮助临床患者寻找"痛点"。相比于 CT 和 MRI，平面骨显像受到金属植入物伪影的干扰较小，而 CT 和 MRI 则会因存在金属伪影而受到较大影响。SPECT/CT 融合显像对于评估全膝关节置换术后胫骨和股骨区域特定摄取模式以及生物力学的变化方面具有独特价值。

膝关节术后疼痛也可能由关节外病变所导致，其中最常见的原因是脊柱和髋关节的骨性关节炎、神经卡压或股骨头缺血性坏死等。作为膝关节 ^{99m}Tc‐MDP SPECT/CT 骨显像的一部分，全身骨显像能够识别髋关节和脊柱病变，并为后续确定局部断层及融合显像的扫描部位提供指导。然而，即使对髋关节、脊柱或血管等问题进行全面评估后，依然有许多其他的关节外病变可能会导致膝关节术后持续性或复发性疼痛。

对于假体周围骨折的患者，首选 X 线片进行诊断。膝关节 SPECT/CT 融合显像能够用于评估骨折愈合过程并可诊断骨不连，尤其是在粉碎性骨折的诊断和排除碎骨片的干扰方面具有独特价值。在术后早期，血流相、血池相以及延迟相全身骨显像在手术部位均会出现骨显像剂 ^{99m}Tc‐MDP 摄取程度增高。而在术后 6 个月或更长时间以后，则主要表现为延迟相的显像剂摄取程度增高。骨关节 SPECT/CT 融合显像可能会由于^{99m}Tc－MDP 摄取减少而发现坏死的碎骨片,这些坏死的碎骨片有可能会引起患者在膝关节术后出现持续性或复发性疼痛,进而影响患者术后的功能恢复与生活质量。

膝关节 SPECT/CT 融合显像为膝关节术后疼痛患者提供了关于关节生物学和生物力学信息的综合评估,辅助临床得出相关诊断,进而帮助制定治疗方案并改善其临床预后。

膝关节术后的^{99m}Tc－MDP 三相骨显像包括血流相、血池相和骨代谢活性(延迟相)评估。骨 SPECT/CT 融合显像能够综合评估假体周围的骨重建、机械定位、部件位置和结构改变。当应用骨 SPECT/CT 对膝关节术后患者进行评估时,需要注意的是在全膝关节置换术后的 6～12 个月内都可能伴有生理性的摄取增高。关节置换术后,在双侧膝关节金属假体周围有轻度摄取增高,尤其是胫骨假体成分。骨显像剂^{99m}Tc－MDP 摄取的轻度增高有可能在术后维持 4 年,并会造成假体骨骼周围的生理性反应或非病理性的生物力学改变。可应用骨 SPECT/CT 融合显像评估全膝关节置换术后并发症,通常建议在手术 1 年以后开始,还需要结合具体的手术方式及手术类型做出决定。

(1)保留膝关节的手术。在膝关节前交叉韧带重建术中,外科医生可能使用金属或生物可降解螺钉固定,不同的生物材料在骨关节 SPECT/CT 融合显像上的影像特征存在一定差异。生物可降解螺钉有时含有羟基磷灰石和磷酸钙,因此会造成骨显像剂^{99m}Tc－MDP 摄取增加。生物材料的降解失败可能与机体的异物反应、骨折和螺钉松动有关。骨关节 SPECT/CT 融合显像能够较 MRI 更为早期地发现螺钉松动或骨不连等问题,还能够根据膝关节术后关节腔内各部位的负荷情况,反映前交叉韧带重建后骨重建和移植物融合过程。

（2）单髁膝关节置换术。骨关节 SPECT/CT 融合显像能够用于评估单髁膝关节置换术后松动与继发骨性关节炎。

（3）全膝关节置换术。对于全膝关节置换术后的无菌性松动或其他非感染性并发症,骨关节 SPECT/CT 融合显像能够结合关节内生物力学变化、生理代谢改变以及解剖结构异常综合评估膝关节置换术后持续性或复发性疼痛的病因与定位。SPECT/CT 融合显像能够发现全膝关节置换术后股骨错位及外翻,从而为解释与临床相关的膝关节前侧疼痛提供参考。

因此,对于膝关节术后出现持续性疼痛的患者而言,^{99m}Tc-MDP 三相骨显像联合 SPECT/CT 融合显像可作为传统 X 线片和 MRI 检查的补充,为单髁膝关节置换术后并发骨性关节炎、骨软骨损伤、前交叉韧带重建术后疼痛等的疼痛定位提供一定帮助。而在全膝关节置换术后,骨关节 SPECT/CT 融合显像则可发挥更大作用,SPECT 平面骨显像能够避免因为金属假体所致伪影对 CT 成像造成影响。随着融合及图像后处理技术的不断进步,SPECT/CT 融合显像或可发挥更大的作用,指导骨科医生明确患者疼痛病因与定位,从而为每位患者制定个体化的手术方案,更全面、精准地解决患者的痛苦。

足踝部慢性疼痛 SPECT/CT 评估

足踝部的解剖结构及生理功能非常复杂,因此对于足踝部疾病的影像学解剖定位难度较大。常规影像学检查手段例如超声、X 线片、CT、MRI 等大多用于帮助临床医师对病变部位及潜在病因进行诊断,指导外科医生完成术前定位和手术方案制定。核医学影像在足踝部疾病的应用最初是从^{99m}Tc－MDP平面骨显像开始,通过骨显像识别足踝部骨代谢变化,骨显像能够在疾病早期发现病变部位,因此敏感性很高,却因空间分辨率不足难以对病变部位的精确解剖学定位作出明确诊断。随着技术的不断发展,足踝部SPECT/CT融合显像通过同步分析^{99m}Tc－MDP SPECT显像上的功能学改变与CT扫描结果中的解剖学改变,并借助软件完成图像融合,从而实现对骨代谢活跃部位的精准定位。

^{99m}Tc－MDP三相骨显像联合SPECT/CT融合显像对于足踝部慢性疼痛患者的临床应用主要包括踝关节撞击综合征、足底筋膜炎、副骨炎、籽骨炎、跗骨联合、骨折、骨软骨炎、骨性关节炎或足踝部疼痛局部封闭治疗等。作为评价足踝关节疾病的一种有效影像学手段,能够通过将SPECT的功能影像与CT的解剖成像信息相互融合并对足踝关节骨代谢活跃部位进行精准定位,帮助足踝部慢性疼痛患者确定需要手术干预的疼痛部位,辅助足踝外科医生完成术前或关节内局部封闭治疗前的精准定位,解决患者的实际临床需求,因此具有重要的临床应用价值。

"世纪分子"来帮忙——^{18}F－FDG PET/CT检查显身手

PET/CT是一项诞生于21世纪的分子影像学检查新技术,通过一次检查可以同时获得PET的代谢显像、CT的解剖学信息和PET/CT两者的融合显像结果,实现"1＋1＝3"的附加效果。目前临床上最常用的是^{18}F－FDG PET/CT检查,除了用于患者的全身肿瘤负荷评估,术前分期,放化疗疗效评价,良、恶性鉴别,为不明原因发热或原发灶不明的转移性肿瘤患者

漫话核医学与骨骼健康

寻找原发灶,辅助放疗定位等外,还用于包括许多肌肉骨骼疾病等在内的非肿瘤性疾病的诊断。[18]F - FDG PET/CT 显像有其独特的临床应用前景,下面将以脊柱疾病和膝关节疾病 PET/CT 显像为例进行简单介绍。

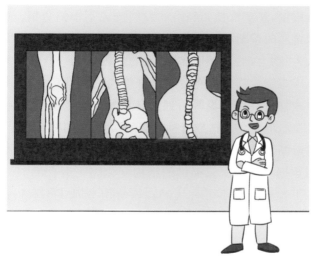

脊柱与膝关节疾病的评估

脊柱疾病 PET/CT 评估

脊柱是由多节椎骨(颈椎、胸椎、腰椎)组成,每相邻两节椎体间由软组织以椎间盘的形式隔开。传统的解剖学成像方式如 CT 检查和 MRI 检查对于脊柱疾病的评估应用较为广泛,可用于评估关于脊柱退行性病变相关疾病,例如椎间盘压缩或楔形变、骨赘形成等。PET/CT 检查则能够在解剖学影像的基础上,提供更多功能代谢相关数据,有助于早期发现病变,并可评估临床疼痛症状与解剖学影像改变之间的关联。目前在腰背部疼痛综合征、脊柱退行性疾病以及外科手术后评估等领域具有潜在临床应用价值。

脊柱部位的疼痛综合征在临床上极为常见。其中,腰背痛和颈椎疼痛不适每年都会给许多人带来困扰,严重影响了人们的生活质量,甚至给社会经济的发展造成不小的负担。关于颈椎及腰背痛的诊断和治疗,每年在全球范围内耗费了大量资金以及人力、物力,然而,疼痛综合征的病因诊断一直是个较为复杂的临床难题。部分可能造成脊椎疼痛的急性疾病,例如椎间盘突出或强直性脊柱炎等可通过传统影像学检查(CT 或 MRI检查)发现,但更多会造成脊柱疼痛的疾病则难以在疾病早期得到及时诊断。为了更好地解决这一临床难题,将 PET 显像提供的代谢数据与 CT 成像提供的结构变化完美融合的^{18}F - FDGPET/CT 检查具有不可替代的独特价值。PET/CT 扫描能够通过脊柱疼痛区域的显像剂摄取程度增高以及相应的^{18}F - FDG PET/CT 融合图像中的 CT 定位,准确定位与脊柱炎相关的炎性病变,从而更好地指导临床医生选择合适的干预方式,辅助局部药物注射治疗和进行术前定位,并且更有针对性地帮助脊柱疼痛患者找到疼痛根源,解决饱受颈椎病及腰背痛困扰的患者们的实际需求。

椎间盘退变是另外一种可能会引起腰背痛的脊柱疾病。类似于其他大多数的骨性关节炎等退行性病变,脊柱退变的过程通常从非骨骼系统疾病或椎间盘特定的病变(例如椎间盘受压、移位或脱出等)开始,从而导致炎症发生。单节椎体上的压力增加或者相邻椎体之间长时间的相互接触或摩擦等会造成骨骼变形,例如椎体缘骨赘形成或椎体压缩性改变等脊柱退行性病变。

随着患者的年龄或体重增长,脊柱部位的^{18}F－FDG摄取程度也会相应增高。局部FDG的摄取程度与CT上椎间盘退变或骨质硬化、骨赘形成等形态退化的程度有关,并有助于评估椎间盘和骨骼的炎症性疾病。不过,需要注意的问题是,在老年人群中,骨质疏松症等疾病的发生会引起代谢活跃,因而给脊柱退行性疾病的PET/CT评估造成一定困扰。

　　^{18}F－FDG PET/CT显像的另一个潜在应用领域是脊柱外科术后评估。脊柱手术之后部分患者仍会伴随持续性或复发性疼痛等问题,因此,需要通过手术部位^{18}F－FDG显像剂的代谢活性升高与临床数据的比对及综合分析,有效地发现并准确定位术后可能发生活动性感染的部位,进行早期干预。在这一问题上,^{18}F－FDG PET/CT显像的灵敏度和特异性均优于MRI检查。PET/CT检查在帮助术后未发现解剖学异常,然而临床症状仍出现术后持续性或复发性脊柱疼痛的患者明确疼痛病因方面具有一定的临床应用前景。显像剂^{18}F－FDG摄取剂量与患者的临床疼痛程度之间具有一定的相关性。因此,^{18}F－FDG PET/CT显像在评估脊柱术后疼痛,帮助脊柱外科医师明确伴随术后持续性或复发性疼痛患者的进一步治疗方案具有潜在价值。

膝关节疾病 PET/CT 评估

　　骨性关节炎是一种可由多种因素造成的退化性关节疾病,主要的致病因素包括衰老、肥胖、遗传易感性以及关节损伤和手术等。与年龄增长有关的关节发炎在骨性关节炎疾病的发生发展中起着重要作用。肥胖也可促进人体局部和全身的滑膜和软组织炎症发生。因此，^{18}F - FDG PET/CT 显像在骨性关节炎的评估中具有一定应用价值。

^{18}F - FDG 对于许多器官系统的炎症过程的早期发现具有良好的敏感度。在骨骼系统中，膝关节退变以及骨性关节炎的病变程度与^{18}F - FDG 摄取量之间存在显著关联，能够较为有效地评估关节腔内的代谢活性与关节炎症和骨转换水平间的关系，也可用于评估关节退行性病变与年龄、体重等因素的关联。此外，借助 PET/MR 成像还可进一步评估关节软骨与软骨下骨重塑的关系。

伴有骨赘形成和骨质硬化性病变的骨性关节炎患者的^{18}F - FDG 显像剂摄取程度会明显增高。因此，对于早期病变的患者而言，即使尚未出现解剖学形态异常，也可通过^{18}F - FDG PET/CT 关节显像发现代谢活跃的活动性骨病变区域，从而对相应患者进行早期干预，减少关节畸形的发生。

随着全球人口老龄化的进展，膝关节和髋关节置换术的手术量也在不断增长。关节置换术的术后并发症，例如无菌性松动、感染、脱位和骨折等并不少见。尽管在所有的关节置换术后并发症中，感染的发生率并不算很高，然而一旦发生，可能会对患者生命造成严重影响。由于关节置换术后感染与无菌性松动的临床表现极为相似，临床较难区分。^{18}F - FDG PET/CT 显像对于感染的诊断具有很好的灵敏度，关节置换术后感染患者的关节假体周围会出现明显的^{18}F - FDG 摄取增加。

因此，^{18}F - FDG PET/CT 显像对于早期病变的成骨活性检测具有极佳的敏感性，可用于颈椎、腰背部疼痛和骨性关节炎的诊断，以及脊柱外科术后评估，并且对于滑膜炎、骨髓炎和髋关节或膝关节置换术后患者的术后并发症评估也具有独特价值。总的来说，^{18}F－FDG PET/CT 显像可以为传统的影像学检查方式提供更多功能学信息，并通过图像融合技术帮助患者寻找疼痛部位、明确疼痛病因，从而为外科手术医师提供术前定位，指导临床实践。

肿瘤相关低磷骨软化症——奥曲肽显像"揪"出真凶

肿瘤相关低磷骨软化症，也可称作低磷软骨病，这个疾病的名字可能对老百姓来说并不是很熟悉，为了便于大家能够更好地理解这个疾病的症状和临床特点，接下来，就让我们先从老王的故事讲起。

老王今年 43 岁，因为不明原因被骨痛折磨了快 3 年，可是他一直没搞明白自己得的到底是什么病。最开始发病的时候，老王不知为何突然出现腰背疼和双下肢疼痛。老王觉得自己既没有摔过跤、也没出过车祸，应该没啥大事，可能是最近工作太累了没休息好吧，所以起初他并没当回事。可是，随着时间流逝，老王的疼痛症状不但没有好转，反而不断加剧，并且骨痛受累的范围也越来越广，最后连胸部也出现了"会呼吸的痛"，只要咳嗽稍剧烈些，双侧肋骨就会出现难以忍受的疼痛，甚至连走路也成了问题，还不敢让家人搀扶，因为肢体接触和触碰也会加重骨骼的疼痛。为了查明病因，老王苦苦求医，可能引起骨和关节疼痛的常见疾病，例如骨性关节炎、骨质疏松症、强直性脊柱炎等，各种常规治疗方式老王全都试了个遍，然而疼痛仍旧没能缓解。经过系统的病史回顾，医生发现老王的血磷有些偏低，查了肿瘤标志物后发现部分指标升高。在医生的建议下，老王去上级医院接受了核医学的奥曲肽显像和 PET/CT 检查，最终在他的手腕外侧肌腱处发现了一个很小的原发肿瘤。终于，老王被确诊患有肿瘤相关性低磷骨软化症。经过手术治疗和术后对症处理，老王的血液化验结果中的血磷指标很快恢复到了正常水平，并且疼痛症状也得到了明显缓解。听说不少患者因为误诊和确诊太晚而造成了终身残疾，严重影响了生活质量，老王感到自己非常幸运。

低磷骨软化症是一种发生在成人中的由低血磷、维生素 D 缺乏所致，以骨软化、骨骼矿化不良或佝偻病为主要特征的一组疾病。由于骨组织钙化不良以及硬度不足，容易导致弯曲和变形。患者多表现为腰腿酸痛伴下肢乏力，严重者会出现行走困难，容易发生病理性骨折，后期表现为胸廓畸形、脊柱侧弯或前凸等畸形。诊断需要结合临床病史、家族史、血液生化检查、染色体检查等综合判断。

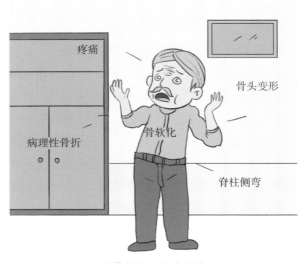

低磷骨软化症的典型表现

对于肿瘤相关性低磷骨软化症的患者而言,传统的影像学检查手段如 X 线片、CT 检查或 MRI 检查对于该病的诊断并不具有特异性。不过,核医学科的生长抑素受体示踪剂——奥曲肽对于肿瘤相关性低龄骨软化症患者的原发肿瘤定位具有重要临床价值。奥曲肽是一种人工合成的八肽环状化合物,与正常人体内的内源性生长抑素具有相似的生理作用,并且能够与我们体内的生长抑素受体相结合,有更强的生物学效应和生物半衰期,不易被降解。通过将不同放射性核素(如^{99m}Tc 或^{18}F 等)标记的奥曲肽经静脉注射入人体后,利用核医学科常规的 SPECT/CT 检查或 PET/CT 检查仪器即可获得图像,能够特异性显示生长抑素高表达的神经内分泌肿瘤。除此之外,奥曲肽显像也有助于后续放射性核素肽受体介导治疗(PRRT)患者的选择,对于生长抑素表达较高,对 PRRT 治疗敏感的神经内分泌肿瘤患者开展进一步的核素治疗。关于核医学"武器"是如何对付顽固性骨痛的具体内容,在本书的第 6 章中还会详细介绍。

本章主要介绍了三位能够帮助大家精准定位骨和关节疼痛的"福尔摩斯·核"——将传统的平面骨显像与现代的 CT 检查技术完美融合的^{99m}Tc - MDP 三相骨显像联合 SPECT/CT 融合显像,利用"世纪分子"^{18}F - FDG 进行的全身 PET/CT 显像,以及能够通过核医学特异性的"火眼金睛"揪出真凶的核医学"大神"——奥曲肽显像。通过本章的介绍,希望这些核医学显像技术能够更多地被大家认识和熟悉,并帮助患者找出那些可能造成骨和关节疼痛的病因,以及需要进行外科手术干预和修复的代谢活跃病变部位,从而尽快减轻骨和关节疼痛。

第 6 章

妙手回春，用核医学"武器"
对付顽固性骨痛

肿瘤骨转移和类风湿性关节炎患者都可能出现顽固性骨痛，这种疼痛持续存在、难以消除，严重影响患者的生活质量。近年来，随着核医学不断发展，多种核素药物被研发成功并上市，为顽固性骨痛的患者提供了更多的治疗选择。

🌀 肿瘤骨转移

骨转移是恶性肿瘤患者最容易出现的并发症之一，它是指原本生长在骨外的恶性肿瘤细胞通过血液循环、淋巴循环等方式进入骨骼组织中，就像种子掉进了土壤中，在这个合适的环境中，肿瘤细胞持续生长从而形成转移性肿瘤。几乎所有病理类型的恶性肿瘤都可以发生骨转移，其中有一些恶性肿瘤发生骨转移的概率特别高，例如前列腺癌、乳腺癌和肺癌，这类肿瘤患者发生骨转移的概率为 $60\% \sim 90\%$。近年来，随着恶性肿瘤发病率的逐渐增多，发生肿瘤骨转移的患者数量也逐渐增多，肿瘤骨转移也成为困扰晚期癌症患者的主要痛苦。

肿瘤骨转移的途径

科学家们通过研究发现,恶性肿瘤细胞可以通过以下三种途径转移到骨骼组织中。

(1)通过直接蔓延侵蚀。恶性肿瘤细胞会直接蔓延并侵蚀邻近的骨组织。由于肿瘤细胞持续过度的生长,受侵犯的骨组织会受到破坏,例如脑部恶性肿瘤会直接蔓延到邻近的头颅骨,前列腺癌、宫颈癌和膀胱癌可以直接蔓延到邻近的盆腔骨骼,肺癌会直接蔓延到邻近的肋骨等,这些都是原发肿瘤直接扩散侵蚀邻近骨骼组织的结果。

(2)通过血液循环转移。恶性肿瘤细胞转移到骨骼中最常见的途径就是通过血液循环。肿瘤细胞从原来的生长部位脱落下来,进入血液循环中,并随着人体血液的流动到达全身各个部位,在骨髓中沉积下来,并以此为"土壤"生长繁殖,从而形成转移性骨肿瘤。

(3)通过淋巴通路转移。除了血液循环,恶性肿瘤细胞还可以脱落进入淋巴管中,随着淋巴液的流动进入骨骼组织中。例如,乳腺癌可以通过胸部的淋巴循环转移到同侧的肋骨、胸骨和上肢骨等,前列腺癌可以通过盆部的淋巴循环转移到骨盆、腰椎和下肢骨等。肿瘤细胞也可以先进入淋巴管,再汇入血液循环从而转移到更远处的骨组织中。

肿瘤发生骨转移的时间和部位

患者在确诊恶性肿瘤之后发生骨转移需要的时间长短往往因人而异,而且个体之间差别很大。患者发生骨转移的时间早晚也会影响其今后的病情变化和生存时间。一般来说,骨转移出现的时间越早,患者今后的身体状况可能越差,生存的时间可能越短,因此早期发现骨转移以及针对骨转移进行早期干预治疗,可以延长患者的寿命。

有的骨转移病灶可以在原发肿瘤确诊多年后出现,例如乳腺癌患者发生骨转移的时间一般都较晚;也有的肿瘤患者是先发现骨转移病灶再发现原发肿瘤的。原发肿瘤的病理类型不同,骨转移出现的早晚也不尽相同。原发肿瘤的恶性程度越高、患者的年龄越小,则发生骨转移的时间可能越早。有的患者发生骨转移后可以没有任何症状,一直到发生病理性骨折后才被诊断为恶性肿瘤。

肿瘤发生骨转移的部位也有一定的规律性。胸部的恶性肿瘤,例如肺癌和乳腺癌,比较容易转移到肋骨上。脊椎骨中的血流十分丰富,因此也是容易发生转移的部位,肿瘤在脊椎上发生转移的概率依次为:腰椎＞胸椎＞颈椎。盆腔的一些恶性肿瘤例如前列腺癌和直肠癌比较容易转移到髂骨、耻骨和坐骨上。如果多个骨转移病灶发生了融合,则可以表现为大片的骨质破坏区;有的肿瘤骨还会形成软组织肿块。在四肢骨中,股骨和肱骨的近端最容易发生骨转移。总的来说,四肢骨发生转移的概率低于躯干骨,上肢骨发生转移的概率低于下肢骨,而像膝关节、肘关节还有手和足部的一些小骨骼发生转移的概率就更低了。

肿瘤骨转移的症状

肿瘤患者在出现骨转移的早期可以没有任何症状,而在骨转移的后期可能出现以下症状。

（1）骨痛。这是肿瘤发生骨转移后最主要的症状。一般来

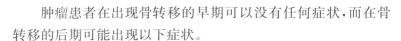

讲，当患者出现骨痛的症状时，肿瘤可能已经侵犯或者破坏了骨膜。骨转移刚开始时，骨痛程度一般比较轻，可以表现为断断续续的疼痛或者隐痛，有的患者可以表现为局部的酸胀感或僵硬感。之后随着病情进展，可能出现持续性的疼痛。随着病程延长，疼痛的程度可能加重。通过休息和减少活动往往不能减轻骨痛感觉，到了夜间，骨痛的感觉可能会更加明显，服用常规的镇痛药物也无法完全缓解患者的骨痛。骨痛剧烈的时候常常会严重影响患者的睡眠以及工作、生活。骨痛的部位可以不固定，好像游走于身体各个部位，也可以同时存在隐痛、酸痛、钝痛和刺痛等多种形式的感觉。骨痛的部位有时候很局限，有时候患者也无法描述出具体的疼痛部位，表现为比较广泛区域的放射痛。广泛性骨转移的患者，可以出现全身剧烈疼痛。但有少数肿瘤骨转移患者，如肾癌和前列腺癌患者，虽然有广泛的骨转移，却没有明显的疼痛。转移性骨肿瘤引起疼痛的部位多见于背部、腰部、胸部和骨盆部。大约有 3/4 的骨转移患者会出现骨痛，这样的患者可以通过骨显像或者 X 线片等检查方法来发现骨转移病灶。因此，对于那些容易发生骨转移的恶性肿瘤（例如肺癌、前列腺癌和乳腺癌）患者，在肿瘤确诊的最初几年里应该定期（例如每年一次）到医院接受骨显像检查，及早发现骨转移，而不是等到出现骨痛的症状后再去就诊。

（2）局部肿胀。当转移性骨肿瘤位于骨膜或骨骼比较表浅的部位时，患者常常会在身体表面摸到局部的肿块；而如果肿瘤转移到骨髓腔内时，由于位置比较深，患者自己往往不容易发现，这种肿瘤引起的肿块可能很长时间都不会引起疼痛，并且可以在患者体内潜伏很长时间不被觉察。

（3）骨折。有一些转移性骨肿瘤患者由于伴有明显的骨质破坏,往往会发生骨折的现象,这种骨折在医学上称为病理性骨折。具体表现为骨骼局部的变形,活动时出现断骨之间摩擦的声音,或者患者由于剧烈的骨痛而不能活动。发生在脊柱的病理性骨折多表现为椎体压缩变扁,形状像一个"楔子"。如果脊椎骨折的程度比较严重的话,还会压迫脊髓,从而导致患者骨折部位以下的截瘫。肋骨病理性骨折所造成的肋骨断端可能刺破邻近的胸膜,从而产生气胸、血胸或血气胸等并发症。

（4）其他并发症。在肿瘤骨转移后期,患者可以出现精神萎靡、疲乏衰弱、食欲不振、消瘦、贫血、发热等症状,也可能因为长期疼痛而被迫卧床,出现压疮、肌肉萎缩、坠积性肺炎等并发症。严重的疼痛、骨折和活动困难还会使患者产生焦虑、抑郁等心理问题,严重影响患者的生活质量及生存时间。

漫话核医学与骨骼健康

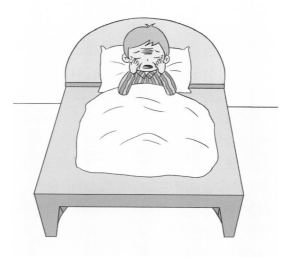

肿瘤骨转移患者长期卧床,痛苦不堪

138

放射性核素治疗肿瘤骨转移

广泛的骨转移、顽固性骨痛是晚期恶性肿瘤患者最常见也最难解决的问题,随着恶性肿瘤诊断技术的不断改进及治疗水平的不断提高,肿瘤骨转移的综合治疗方法越来越受到人们的重视。

放射性核素治疗的目的及原理

转移性骨肿瘤的治疗目标主要有两个:一是止痛,二是消除或减少骨转移病灶。目前用于转移性骨肿瘤的治疗方法包括外照射治疗(放疗)、化疗、手术治疗(切除病灶)、止痛药物等。然而,这些方法都有一定的局限性,例如手术治疗和放疗对广泛的骨转移往往无能为力,化疗可能引起患者恶心呕吐、血细胞减少等不良反应,而长期服用止痛药物常常会让患者产生药物成瘾性。

国外应用放射性核素治疗已经有半个多世纪的历史,而我国开展放射性核素治疗肿瘤骨转移可以追溯到 20 世纪 90 年代初。其原理是将放射性核素标记靶向骨肿瘤的药物,通过静脉注射进入患者体内,随着血液循环到达肿瘤骨转移病灶并聚集在病灶中。放射性核素通过以下两种方式杀伤肿瘤细胞:①直接杀伤作用:放射性核素释放的射线对肿瘤细胞可起到持续性放疗作用,因此能够不断杀伤肿瘤细胞,具有较高的肿瘤细胞杀灭率,而且对预防新的肿瘤骨转移病灶也有一定作用。②间接杀伤作用:低剂量辐射效应还能够抑制引起疼痛的化学物质如前列腺素、缓激肽的分泌,可触发机体免疫反应,对肿瘤组织产生间接杀伤作用,从而达到止痛及缩小肿瘤病灶的目的。

　　放射性核素治疗肿瘤骨转移最主要的效果是缓解顽固性骨痛,主要原因包括:①肿瘤细胞被射线杀伤后,肿块体积缩小,从而减轻了肿瘤组织对神经的压迫作用;②射线能够抑制细胞分泌传递疼痛感觉的化学物质;③射线能够杀伤肿瘤部位的淋巴细胞,减少各种细胞因子的分泌,进一步缓解疼痛。④放射性核素标记磷酸盐药物沉积在成骨活跃的区域,对缓解疼痛也有一定的作用。因此,放射性核素缓解肿瘤骨转移性疼痛的作用是综合性、多因素的。

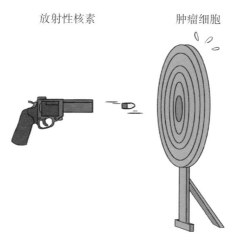

放射性核素靶向精准治疗恶性肿瘤

放射性核素治疗的优势及种类

　　治疗肿瘤骨转移的放射性核素具有对肿瘤的特异靶向性,经过静脉注射后会定向聚集在骨转移部位。辐射作用的距离很短，只有几毫米，而且随着距离的增加，射线对周围组织的辐射剂量迅速下降，因此射线的杀伤作用主要局限在肿瘤组织中，而对周围正常组织的辐射剂量非常低，可以最大限度地杀伤肿瘤组织并且保护正常组织。此外，用于肿瘤骨转移治疗的放射性核素释放的射线能量较低，不易产生过多热量而损伤人体的重要脏器，而且对周围的医护人员和家属也不会造成辐射损伤。与其他常规治疗方法相比，放射性核素治疗肿瘤骨转移具有治疗方法简便、靶向性强、对骨髓没有明显抑制作用、不良反应少等优点。

　　1939 年，科学家观察到放射性核素锶- 89（^{89}Sr）可以聚集在骨转移病灶中的现象。1941 年，美国加州大学伯克利分校首先利用放射性药物氯化锶（^{89}SrCl$_2$）治疗一例前列腺癌骨转移患者，获得了较好疗效。随后在英国、加拿大、美国的临床研究也证实^{89}SrCl$_2$是安全、有效的。1942 年，芝加哥大学建成第一个核反应堆，此后开始大量生产人工放射性核素，为放射性核素治疗的迅速发展奠定了基础。自 20 世纪 90 年代以来，放射性核素标记技术得到快速发展，一系列新型放射性核素相继问世，为放射性核素治疗肿瘤骨转移的发展提供了有力保障。目前已经用于临床治疗肿瘤骨转移的放射性核素包括以下几种。

　　（1）锶- 89（^{89}Sr）。^{89}Sr 只发射 β 射线，射线的穿透范围约为 3 mm，能有效杀死周围的肿瘤细胞。它的生物化学特性类似于钙，静脉注射后能够很快从血液中清除，随后能像钙离子一样浓聚在骨细胞中。静脉注射 10 天后可以在骨肿瘤部位浓聚达到一个平稳的高峰，然后非常缓慢地下降。大约有 10％的^{89}Sr 进入人体后通过肾脏排泄，其余通过胆道排泄，静脉注射后 48 小时内^{89}Sr 在尿中的排泄量最大。^{89}Sr 在人体内滞留时间的长短与患者肾脏功能的好坏以及骨转移的严重程度有关。^{89}Sr 在骨转移灶的大量聚集可以对骨肿瘤引起的疼痛发挥很好的镇痛效果。通过治疗可以使病灶缩小或消失、缓解疼痛、预防病理性骨折的发生。大量研究表明，^{89}Sr 对前列腺癌和乳腺癌导致的骨转移性疼痛治疗效果最好，总有效率可以超过 80%，大约有 10%的患者的骨痛可以完全消失。^{89}Sr 还能有效降低如碱性磷酸酶和前列腺特异性抗原的水平，减少新的转移灶发生。

（2）钐- 153（^{153}Sm）。^{153}Sm 可以同时发射 β 射线和 γ 射线。放射性药物^{153}Sm 标记乙二胺四亚甲基膦酸（^{153}Sm - EDTMP）具有很高的亲骨性和亲肿瘤性。^{153}Sm - EDTMP 能够直接吸附在骨转移病灶上，一方面^{153}Sm 标记的化合物 EDTMP 能被骨组织中的羟基磷灰石晶体所吸收，抑制破骨细胞的活性，抵抗骨质吸收和破坏，起到减轻疼痛的作用；另一方面，^{153}Sm 释放的 β 射线能够通过对肿瘤细胞的辐射，杀死肿瘤细胞，达到控制病情乃至消除肿瘤病灶的效果。与^{89}Sr 相比，其主要优点是在治疗的同时可以利用其发射的 γ 射线进行骨显像，能够在治疗过程中了解病灶部位、数量的前后对比，从而评估疗效。^{153}Sm 的半衰期较短，因此间隔大约 1 个月需要重复治疗 1 次，连续用药 5～6 次为一个疗程。由于^{153}Sm 对患者的骨髓有一定的抑制作用，可能导致患者白细胞的一过性降低。^{153}Sm 对患者周围的家属及医护人员有一定的辐射影响，因此需要采取必要的防护措施。研究表明，^{153}Sm 的镇痛效果与患者治疗前的疼痛程度并无密切关系，而是与原发肿瘤的病理类型有关。成骨性骨转移

瘤的治疗效果通常比溶骨性骨转移瘤的治疗效果明显。^{153}Sm
对肿瘤骨转移患者镇痛的总有效率超过 80%，通常疼痛缓解期
为 4～35 周。

（3）铼-186（^{186}Re）。^{186}Re 可以同时发射 β 和 γ 射线，放射
性药物^{186}Re 标记依替膦酸（^{186}Re-HEDP）和^{153}Sm-EDTMP
在人体内的生物学定位和药物动力学特征是一致的，都可以参
与骨矿盐代谢，抑制溶骨反应，能够浓聚在骨组织更新活跃的部
位，特别是骨转移的病灶部位，因此^{186}Re-HEDP 也可用于转
移性骨肿瘤的治疗。^{186}Re-HEDP 具有以下优点：①^{186}Re 发射
的 β 射线可以用于骨肿瘤治疗，发射的 γ 射线可以用于骨显像，
以观察病变的发展及疗效；②^{186}Re-HEDP 的亲骨性较好，在
转移性骨病灶和正常骨中的比值为 5∶1；③^{186}Re-HEDP 释放
到骨肿瘤的辐射剂量与正常骨髓的比值约为 150∶1，因此对骨
髓造血功能的影响较小，不会引起血细胞的急剧下降；④^{186}Re
的半衰期比^{153}Sm 长，更有利于从工厂到医院的运输和贮存，患
者可以接受一次性较大剂量的治疗和重复多次给药。临床实践
显示，^{186}Re-HEDP 能明显缓解骨转移癌患者的疼痛，延缓骨
肿瘤的生长，总有效率可以超过 80%，具有不良反应小、使用安
全的优点。

（4）铼-188（^{188}Re）。尽管^{186}Re 用于肿瘤骨转移治疗具有
一定的前景，但^{186}Re 是由反应堆生产出来的，因此具有价格高、
获得不方便等缺点。近年来逐渐出现了用^{188}Re 替代^{186}Re 的发
展趋势。^{188}Re 也能够同时释放 β 和 γ 射线，可以用商用的钨-铼
发生器生产，更加适合在临床上推广应用。^{188}Re 能高浓度地聚
集在骨组织内，主要通过泌尿系统排泄，在正常组织器官中的摄
取很低，不会对患者的正常器官造成损伤，适合弥漫性肿瘤骨转

移伴多发疼痛的患者。

（5）镭-223（^{223}Ra）。^{223}Ra 是一种 α 粒子放射性核素，与钙元素类似，可以在骨转换活跃的区域与羟基磷灰石形成复合物，目前已获准用于治疗有症状性骨转移且无内脏转移的去势抵抗性前列腺癌。在国外的一项临床试验中，^{223}Ra 治疗显著延长了患者的总生存期。^{223}Ra 可以有效延缓骨痛发生，使用^{223}Ra 治疗的患者能够推迟使用外照射或者止痛药物治疗的时间。^{223}Ra 的治疗方法是每周 1 次缓慢静脉注射，一个疗程总共 6 次。美国 FDA 于 2013 年批准^{223}RaCl$_2$（商品名 Xofigo）用于治疗前列腺癌，它对前列腺癌骨转移引起的疼痛有较好的疗效。

放射性核素治疗前检查、适应证及禁忌证

肿瘤骨转移患者在接受放射性核素治疗之前，通常需要完成以下相关的辅助检查。

（1）骨显像。可以通过一次全身成像，发现不同部位的骨骼代谢情况，能够更准确地反映肿瘤全身骨转移的范围和病灶数目。显像剂在骨骼内的沉积量受局部骨血流量和骨骼无机盐代谢以及成骨活跃程度等因素的影响。当骨骼组织中局部血流量增加、无机盐代谢旺盛、成骨活跃和新骨形成时，可以聚集更多的显像剂，表现为放射性浓聚的"热区"；反之，当骨组织血供减少或病损区发生溶骨性改变时，骨显像剂的聚集也随之减少，表现为放射性缺损的"冷区"。前列腺癌、乳腺癌引起的骨转移病灶以成骨性病灶为主，因此在骨显像上可以表现为"热区"；而肾癌、肺癌引起的骨转移病灶是以溶骨性病灶为主，因此在骨显像上可以表现为"冷区"。

（2）实验室检查。检查内容包括血常规、生化常规、凝血常

规等指标,主要目的是判断患者有没有贫血、肝肾功能有没有损伤、凝血功能有没有问题等。

放射性核素治疗肿瘤骨转移的适应证包括以下几种:①经过病理活检、X线、CT、MRI、骨显像等检查确诊为肿瘤骨转移。②由于肿瘤骨转移而出现顽固性骨痛。③骨显像上表现为放射性浓聚区,即"热区";对于骨显像显示的转移灶仅表现为溶骨性"冷区"且呈"空泡"征的患者,因为放射性药物没有办法进入肿瘤转移的病灶内,所以不太适合接受放射性核素治疗。④白细胞≥3.5×10^9/升,血小板≥8×10^{10}/升。禁忌证包括以下几种:①最近一个月内接受过细胞毒素治疗;②在化疗或放疗后出现严重骨髓功能障碍;③伴有严重肝、肾功能障碍;④已经出现血栓或凝血功能有障碍;⑤脊椎出现骨质破坏伴有病理性骨折和(或)截瘫;⑥对于已经过多次放化疗的晚期癌症患者,往往疗效差、预期寿命短,对这样的患者进行放射性核素治疗前需要慎之又慎。

放射性核素治疗的不良反应及疗效评估

放射性核素治疗一般不会引起患者身体出现明显不舒服的感觉。可能出现的主要不良反应为血细胞计数的异常。有部分患者在注射后4周左右会出现白细胞、血小板的轻度减少,但这种血细胞的减少通常是可以恢复的,患者在治疗后1~2个月又会恢复到治疗前的水平。还有少部分肿瘤骨转移的患者在接受放射性核素治疗后5~10天,会出现疼痛比治疗前加重的情况,这称为"反跳现象",这种疼痛是暂时性的,一般持续2~4天,可能是由转移瘤部位的修复反应引起的,往往预示患者获得了比较好的疗效。

肿瘤骨转移患者在接受放射性核素治疗后需要评价的疗效指标如下：①采用数字分级法(见表6-1)对骨痛的程度打分，并与治疗前进行对比，对骨痛反应进行客观评价。②影像学的评价：应用骨显像或其他影像学检查评价骨转移病灶是否减少或消失。③对生活质量和体力状况的评价：目前可以用 QOL(quality of life)评分标准(见表6-2)评估肿瘤患者的生活质量，用卡诺夫斯凯计分(Kanofsky performance score，KPS)标准(见表6-3)评估肿瘤患者的体力状况，并与治疗前的状况进行比较。

表6-1　疼痛的数字分级法评分表

疼痛等级	评 分	
无疼痛感觉	0分：无疼痛感觉	
轻度疼痛	翻身、咳嗽、深呼吸时疼痛	1分：安静平卧时不痛，翻身、咳嗽时疼痛
		2分：咳嗽时疼痛，深呼吸时不痛
		3分：安静平卧时不痛，咳嗽、深呼吸时疼痛
中度疼痛(从4分开始影响生活质量)	安静平卧时有疼痛，影响睡眠	4分：安静平卧时，有间歇性疼痛
		5分：安静平卧时，有持续性疼痛
		6分：安静平卧时，有较重的疼痛
重度疼痛	翻转不安，无法入睡，全身大汗，无法忍受	7分：疼痛较重，翻转不安，无法入睡
		8分：持续疼痛难忍，全身大汗
		9分：剧烈疼痛，无法忍受
		10分：极度疼痛，生不如死

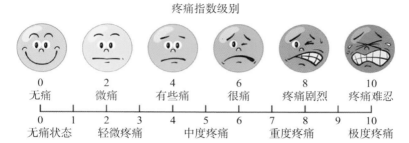

疼痛指数级别

0	2	4	6	8	10
无痛	微痛	有些痛	很痛	疼痛剧烈	疼痛难忍

0	1	2	3	4	5	6	7	8	9	10
无痛状态		轻微疼痛		中度疼痛			重度疼痛			极度疼痛

表6-2　肿瘤患者的生活质量评分

评价内容	评分(括号里为得分)
食欲	几乎不能进食(1);食量＜正常食量的 1/2(2);食量为正常食量的 1/2(3);食量略少(4);食量正常(5)
精神	很差(1);较差(2);有影响,但时好时坏(3);尚好(4);正常,与病前相同(5)
睡眠	难入睡(1);睡眠很差(2);睡眠差(3);睡眠略差(4);大致正常(5)
疲乏	经常疲乏(1);自觉无力(2);有时疲乏(3);有时轻度疲乏(4);无疲乏感(5)
疼痛	剧烈疼痛(被动体位)或疼痛时间超过 6 个月(1);重度疼痛(2);中度疼痛(3);轻度疼痛(4);无痛(5)
家庭的理解与配合	完全不理解(1);差(2);一般(3);家庭理解及照顾较好(4);好(5)
同事(包括领导)的理解与配合	无人照顾(1);差(2);一般(3);少数人理解关照(4);多数人理解关照(5)
自身对癌症的认识	失望,完全不配合(1);不安,勉强配合(2);不安,配合一般(3);不安,但能较好地配合(4);乐观,有信心(5)

评价内容	评分(括号里为得分)
对治疗的态度	对治疗不抱希望(1)；对治疗半信半疑(2)；希望看到疗效，又怕有不良反应(3)；希望看到疗效，尚能配合(4)；有信心，积极配合(5)
日常生活	卧床(1)；能活动，多半时间需卧床(2)；能活动，有时卧床(3)；正常生活，不能工作(4)；正常生活、工作(5)
治疗的不良反应	严重影响日常生活(1)；影响日常生活(2)；经过对症治疗可以不影响日常生活(3)；未对症治疗可以不影响日常生活(4)；不影响日常生活(5)
面部表情	痛苦(1)；淡漠(2)；忧愁(3)；迟钝呆板(4)；正常(5)

表6-3　卡诺夫斯凯计分标准

体力状况	评分
正常，无症状和体征	100
能进行正常活动，有轻微症状和体征	90
勉强可进行正常活动，有一些症状或体征	80
生活可自理，但不能维持正常生活、工作	70
生活能大部分自理，但偶尔需要别人帮助	60
常需人照料	50
生活不能自理，需要特别照顾和帮助	40
生活严重不能自理	30
病重，需要住院和积极的支持治疗	20
重危，临近死亡	10
死亡	0

放射性核素治疗的注意事项

　　肿瘤骨转移患者尤其需要注意饮食搭配和营养。患者可能因为疼痛不愿意进食，家属需要耐心鼓励患者尽量多进食。在饮食的搭配选择上，应当遵循新鲜、清淡、容易消化、能量相对高、维生素含量丰富的原则，可以适当增加新鲜蔬菜和水果的摄入量。也可以采用少食多餐的方式，在烹调方式上通过食物的色、香、味来刺激患者的食欲。保持环境整洁、安静、无不良气味，为患者营造良好的进餐环境，这对促进患者的食欲也有一定帮助。肿瘤骨转移患者的日常护理非常重要，可以在骨痛的部位采用冷敷法或温敷法，减慢痛觉向大脑传导的速度，减轻疼痛。家属也可以通过保持生活环境的安静、整洁，使患者尽量得到充分的休息。帮助患者翻身时注意动作要轻缓，避免触碰疼痛部位。还可以通过引导患者采用腹式呼吸的方法来减轻疼痛。平时可以鼓励患者适当下床活动，但是在活动时需要注意避免剧烈震荡和冲撞，变换体位时需要动作缓慢。颈椎转移的患者应当佩戴颈托，防止颈椎骨折致高位截瘫。

放射性粒子治疗肿瘤骨转移

　　1914 年，法国人帕斯托（Pasteau）和德格雷（Dégrais）首次使用镭管经尿道插入治疗前列腺癌，开创了放射性粒子内照射治疗的先河。到 20 世纪 80 年代，放射性粒子^{125}I 的生产技术得到了突飞猛进的发展，同时伴随超声和 CT 等影像技术的开展，特别是计算机三维治疗计划系统的出现，放射性粒子植入治疗肿瘤得到了快速发展和广泛应用。对于一些常规治疗手段效果不佳或者复发的转移性骨肿瘤,粒子植入治疗也取得了令人满意的疗效。

^{125}I粒子的能量低,穿透距离较短,在人体组织内的射程仅为 1.7 厘米。随着距离的增加,辐射剂量迅速降低,对周围正常组织没有明显辐射作用,可以最大限度地杀伤肿瘤细胞并保护正常组织,而且对患者周围的人不会造成影响,患者家属不需要特殊的防护。放射性粒子在骨肿瘤病灶中能对肿瘤细胞起持续性放疗作用,破坏肿瘤细胞的 DNA 合成,抑制或杀灭肿瘤细胞。^{125}I粒子释放的射线能量较低,植入人体后不会产生过大的热量而损伤主要脏器。可以在 CT 或超声引导下进行^{125}I粒子的植入,这样更精准、简便,对人体损伤小,不良反应少。一般在治疗后 3～6 周可以在 X 线片上观察到肿瘤病灶的好转,2～5周产生止痛作用,2～3 个月后止痛效果最强,疼痛缓解率在85％以上,近 50％的患者的骨痛可以完全消失。

能够接受放射性粒子植入治疗的患者范围比较广,适应证包括:①伴有孤立的转移性骨肿瘤病灶;②多发性骨转移瘤,局

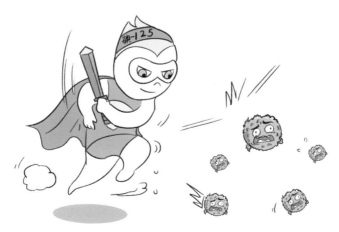

小小"粒子刀"可以用于治疗肿瘤

部骨痛症状明显；③手术或放射治疗后局部有肿瘤残留病灶；④手术前为了缩小手术范围，提高肿瘤治愈率和降低复发率；⑤拒绝手术治疗或身体条件不宜进行手术治疗的肿瘤患者。禁忌证包括：①肿瘤部位发生了活动性出血、坏死或溃疡；②肿瘤病灶范围广泛或已经侵犯了血管；③患者身体状况不宜接受放射性治疗以及有麻醉禁忌证等；④肿瘤病灶在大血管周围时也要注意不能植入粒子，因为粒子可穿透血管引起大出血。

"云克"治疗类风湿性关节炎

类风湿性关节炎患者也常常会出现骨痛等症状。近年来，核医学药物"云克"在治疗类风湿性关节炎方面取得了一些进展，为类风湿性关节炎患者带来了希望。

类风湿性关节炎

类风湿性关节炎是常见的风湿免疫性疾病，主要表现为炎性滑膜炎，主要特点是以腕关节、手部及足部为主的对称性、侵袭性关节炎，可以伴有关节外器官的损害如肺间质性病变、周围神经损害、冠状动脉炎、肾脏损害、贫血、葡萄膜炎、巩膜炎、干燥性角结膜炎等，可出现关节畸形、破坏以及活动受限。类风湿性关节炎的发病与遗传、感染、激素水平等有关。类风湿性关节炎可以发生在任何年龄段，但以中年女性发病较多，高发年龄为40～60岁，女性发病率为男性的2～3倍。

类风湿性关节炎患者可出现体重减轻、低热、易疲乏等全身症状，早晨起床后可能有关节黏滞感，关节活动不灵活是关节炎的一种非特异性表现。患者可以有对称性的多关节胀痛，常常以腕关节、手指关节等小关节为主,关节可出现梭形肿胀、天鹅颈样变形、花样变形等。如果腕关节肿胀或变形可引起腕管综合征,颈椎受累可出现颈部疼痛、无力,甚至可能出现脊髓受压的表现。在肘部关节隆凸部位或经常受压部位可出现类风湿结节和坏死性细动脉炎,可引起指、趾端坏死和皮肤溃疡。

类风湿性关节炎的病因和发病机制尚未完全阐明。从总体上说,与高血压、糖尿病一样,目前还没有根治的办法。治疗原则包括患者教育、早期诊断、早期治疗、联合用药、个体化治疗,主要目的是控制滑膜炎症和防止关节损伤。目前临床上治疗类风湿性关节炎的方法较多,基本分为四类:非甾体抗炎药、慢作用抗风湿药、糖皮质激素、生物制剂。非甾体抗炎药具有抗炎、止痛作用,是类风湿性关节炎最常用的药物,但不能抑制类风湿性关节炎骨质破坏的进展,仅能够改善关节胀痛症状。慢作用抗风湿药物起效较慢,需要 $1\sim3$ 个月。糖皮质激素的抗炎作用在所有药物中最强,但不能阻止类风湿性关节炎的病情进展和关节破坏,而且长期应用有明显的副作用,危害不小于类风湿关节炎本身。生物制剂是近些年才兴起的,尚处于研究探索阶段。

"云克"治疗类风湿性关节炎的原理

"云克"的主要有效成分是 ^{99}Tc 与亚甲基二膦酸盐(MDP)形成的螯合物, ^{99}Tc 是一种化学性质活泼的稳定性同位素,是一种人工微量元素。"云克"的化学结构和生理代谢与骨显像剂相似,具有亲骨性,对骨组织、骨关节和滑膜组织都具有良好的靶向性。

有研究表明,类风湿性关节炎患者因体内自由基增多而引

漫话核医学与骨骼健康

起自身免疫系统的紊乱，导致炎性组织损伤加重。"云克"中的[99]Tc能增强人体抗类风湿疾病的能力，避免自由基促进炎症的发展和对骨组织的损伤。此外，"云克"中的 MDP 对骨、骨关节和滑膜组织都具有良好的靶向性，具有非甾体抗炎药和糖皮质激素的双重作用，通过抑制前列腺素的产生，抑制组织胺的释放等，具有较强的抗炎、镇痛作用；并且 MDP 是一种盐类化合物，对金属离子有很强的螯合能力，通过螯合金属离子可以降低若干金属蛋白酶的活性，因此对骨组织的破坏有抑制作用，对破坏的软组织和软骨有修复作用。"云克"的化学结构和生理代谢与骨显像剂[99m]Tc - MDP 相似，具有亲骨性，能够靶向定位于骨损伤部位，而且具有很强的抑制破骨细胞活性的作用，与骨组织具有特异性亲和力。当关节部位的骨组织发生功能变化时，摄取的"云克"就会增加，起到抑制骨吸收的作用。此外，"云克"还能够调节免疫功能，保护超氧化物歧化酶的活性，防止自由基对骨关节组织的破坏，对炎性介质和免疫调节因子白介素-1 的产生有抑制作用。"云克"能靶向定位到骨关节损伤部位，达到抑制骨钙流失、促进成骨功能的作用，改善疼痛症状，修复损伤的骨组织，控制进一步的发展。

非甾体抗炎药对前列腺素合成酶、环氧合酶有抑制作用，可导致前列腺素生成减少，从而达到缓解症状的目的。但非甾体抗炎药同时存在起效缓慢、作用较弱、损伤消化道黏膜等缺点，每年因非甾体抗炎药物引发的不良反应或并发症高达 20 万例，病死率＞20%。"云克"的全身不良反应小，能够靶向定位于骨组织，消炎镇痛效果好。"云克"还能够降低体内白细胞介素-1（IL-1）和肿瘤坏死因子 α（TNF-α）的水平，从而抑制软骨基质降解和关节软骨的破坏。

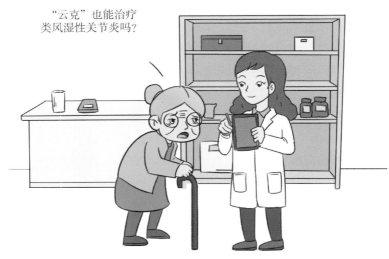

"云克"也能治疗类风湿性关节炎吗?

"云克"也能治疗类风湿性关节炎

治疗方法及注意事项

"云克"治疗类风湿性关节炎的方法有以下几种。

（1）静脉推注法：缓慢静脉推注，每天一次，10 天为一个疗程。

（2）静脉滴注法：将"云克"加入 500 毫升的生理盐水中进行静脉滴注，连续 10 天为一个疗程。

（3）混合注射法：先静脉滴注 5 天，再改为静脉推注 10 天，共 15 天为一个疗程。一个疗程结束后可休息一周，视病情进行第二至第三个疗程的治疗。

在病情活动期的患者应尽量卧床休息，注意体位及姿势。不宜选用太软的床垫，枕头不宜过高。对于长期卧床者，既要保持肢体的功能,有利于关节功能的恢复,还需要经常变换体位,防止发生压疮。可采用石膏托、支架等一段时间制动肢体,使关节得到休息并减轻炎症。同时注意进行关节的被动运动和肌肉按摩,防止肌肉挛缩、关节废用。活动时注意保暖,活动前可以对关节局部进行热敷或理疗,以减轻肌肉痉挛,增强伸展能力。当患者的病情进入稳定期后,可以根据"循序渐进、劳逸结合、动静结合"的原则,适当加强治疗性锻炼。基本动作为关节的伸展与屈曲运动,每日进行2~3次。活动程度以患者能够忍受为标准,如果活动后不适感持续2小时以上,应减少活动。指导患者逐渐锻炼生活自理能力,鼓励患者参加日常活动。

　　类风湿性关节炎患者的饮食宜清淡、易消化、营养均衡,少吃辛辣、刺激性的食物。少食用牛奶、花生、巧克力、小米等富含酪氨酸和色氨酸的食物,因为这些物质能产生前列腺素、酪氨酸激酶抗体及 IgE 抗体等,易导致过敏而引起关节炎加重、复发或恶化。少吃高脂肪、高胆固醇食物,因为这些食物易引起和加重关节疼痛、肿胀、骨质疏松与关节破坏。少食甜食,因为糖类易致过敏,可加重关节滑膜炎的发展,易引起关节肿胀和疼痛加重。少饮酒和咖啡、茶等饮料,注意避免被动吸烟,因其可加剧关节炎恶化。适当补充钙、铁、锌等矿物质,以增强免疫力。

 ## 顽固性骨痛患者的心理健康和护理

　　顽固性骨痛的患者,尤其是肿瘤晚期出现骨转移的患者,一般都存在不同程度的心理问题。随着疼痛持续时间的延长,疼痛程度的逐渐加剧,患者的心理问题会越来越突出。

患者常常会出现焦虑、抑郁、睡眠障碍、食欲减退、易怒、恐惧、绝望,甚至产生自杀的念头。患者的心理状态与疼痛具有密切的关系,尤其是当疼痛较为剧烈或者持续时间较长时。心理问题还会影响患者对疼痛的主观感受。因此,医护人员和家属应该重视骨痛患者的心理问题,为他们提供适当的心理护理,尽可能提高患者的生活质量。

患者得病后由于丧失工作或生活能力,不能照顾家庭,容易产生自责心理。患者感觉生病给家庭带来了不幸,造成心理创伤,表现为愤怒、悲哀、怨天尤人的悲伤情绪。平时身体健康的患者在突发疾病后受到巨大刺激,容易产生手足无措、不知如何是好的焦虑心理。随着病情进展,患者变得郁郁寡欢,担心自己,又不愿与别人谈论病情。有的患者在疾病晚期渐渐失去对治疗的信心,产生绝望心理,甚至试图轻生。

周围的环境如汽车发出的噪声、光线太亮或者太暗、天气太热或者太冷都会影响患者的情绪,有的患者在进入新环境时也会不适应,不习惯,难以入眠。疼痛容易引起睡眠障碍,许多骨痛患者需要定时使用镇静药物来帮助睡眠。此外,治疗比如静脉输液、放化疗等引起的起夜多、恶心呕吐等反应也会干扰睡眠,进而影响患者的情绪。患者对自己病情的担心,对医疗费用的担心,对家人的担心也会让其产生负面情绪。

医护人员和家属护理患者时可注意以下几点:①改善患者的生活环境,减少不良的环境因素对患者心理的影响,例如调节房间内的温度、湿度和光线,尽量减少环境噪声的影响,尤其是在患者睡眠期间,应当保持避光、安静,尽量减少外界的打扰。②对患者进行心理减压,可以多与患者进行交流,倾听其诉说,认可其疼痛的感受。③在疼痛发作时可以给予肢体的安慰,例如帮助患者更换体位、轻缓且有节律地按摩等。④可以给患者精神上的安慰和鼓励,激发其战胜疾病的信心。⑤分散患者的注意力,减轻患者对疼痛的感知。⑥尽量满足患者的需要,争取其信任和合作,可以通过讨论感兴趣的话题,组织参加有兴趣的活动,阅读报刊或收看电视节目等,分散患者的注意力,从而缓解疼痛。⑦帮助患者合理安排作息时间,按时睡觉,按时起床。如果体力允许的话,可以鼓励患者白天进行适当的锻炼。睡前不能吃太饱,不要喝兴奋性饮料,如咖啡、茶水等。尽量缩短白天睡眠时间,延长夜间睡眠时间,鼓励患者有睡意的时候再上床。⑧家属和朋友要加强对患者的心理支持,家庭成员之间的互相爱护、生活上的关心帮助、朋友的鼓励,都可以帮助减轻患者的思想负担和心理压力、改善睡眠。⑨帮助患者了解病情,可

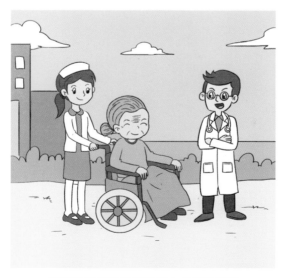

顽固性骨痛患者需要悉心关怀和照顾

以循序渐进地向患者介绍疾病的相关知识,促进其对疾病的了解,减少恐惧和焦虑等不良情绪,帮助患者接受疾病并调整情绪,正视生活,以最佳的身心状态来对抗疾病的挑战。

参 考 文 献

［1］安锐,黄钢.核医学［M］.3版.北京：人民卫生出版社,2015.

［2］陈文举,刘艳芳.放射性核素治疗肿瘤骨转移进展［J］.实用医药杂志.2013,30(2)：175－177.

［3］陈孝平,汪建平,赵继宗.外科学［M］.9版.北京：人民卫生出版社,2018.

［4］丁文龙,刘学政.系统解剖学［M］.9版.北京：人民卫生出版社,2018.

［5］高秀丽,陈立波,余永利.肿瘤骨转移放射性核素治疗进展［J］.肿瘤,2008,28(7)：623－625.

［6］龚建辉,黄慧,王洪州,等.骨三相显像诊断急性化脓性骨髓炎的临床价值［J］.西部医学,2010,22(3)：549－551.

［7］郭启勇.实用放射学［M］.3版.北京：人民卫生出版社,2007.

［8］国家肾脏疾病临床医学研究中心.中国慢性肾脏病矿物质和骨异常诊治指南概要［J］.肾脏病与透析肾移植杂志,2019,28(1)：52－57.

［9］韩全胜,陈铁光,黄能武.放射性核素治疗的发展和现状［J］.标记免疫分析与临床,2013,20(6)：463－466.

［10］吉蘅山,孙传金,朱虹,等.^{18}F－NaF PET/CT 与^{99m}Tc－MDP 骨显像诊断骨转移瘤价值的对比研究［J］.东南国防

医药,2015,17(6)：642－644,661.

[11] 姜海碧.延续性护理对老年类风湿性关节炎患者自我效能及生活质量的影响[J].国际老年医学杂志,2018,39(5)：249－252.

[12] 姜树学,马述盛.CT与MRI影像解剖学图谱[M].沈阳：辽宁科学技术出版社,2003.

[13] 蒋宁一.放射性核素治疗骨转移癌的研究进展[J].同位素,2001,14(2)：107－114.

[14] 李冬萍.云克治疗膝骨关节炎的临床疗效及要点分析[J].全科口腔医学电子杂志,2019,6(29)：35－36.

[15] 李桂英,李娟红.氯化锶治疗多发成骨性骨转移瘤的疗效分析[J].内蒙古医科大学学报,2019,41(5)：479－480,482.

[16] 李继承,曾园山.组织学与胚胎学[M].9版.北京：人民卫生出版社,2018.

[17] 吕中伟,赵晋华.走近神秘的核医学"核"协诊疗[M].上海：上海科学技术出版社,2017.

[18] Netter F H.奈特人体解剖彩色图谱[M].王怀经,译.3版.北京：人民卫生出版社,2005.

[19] 王红娇,王晓楠,王丹.常见放射性核素在骨转移癌伴骨痛中的应用[J].癌症进展,2019,17(6)：639－641.

[20] 徐晓峰,位志峰,张征宇.镭－223治疗前列腺癌骨转移研究进展[J].中华男科学杂志,2017,23(1)：78－81.

[21] 《原发性骨质疏松症诊疗社区指导原则》编写组.原发性骨质疏松症社区诊疗指导原则[J].中国全科医学,2019,22(10)：1125－1132.

［22］中华医学会.原发性骨质疏松症基层诊疗指南（2019 年）
　　　［J］.中华全科医师杂志,2020,19(4)：304 － 315.

［23］中华医学会风湿病学分会. 2016 中国痛风诊疗指南［J］.
　　　中华内科杂志,2016,55(11)：892 － 899.

［24］中华医学会骨科学分会关节外科学组.中国骨关节炎疼痛
　　　管理临床实践指南(2020 年版)［J］.中华骨科杂志,2020,
　　　40(8)：469 － 476.

［25］中华医学会骨质疏松和骨矿盐疾病分会.原发性甲状旁腺
　　　功能亢进症诊疗指南［J］.中华骨质疏松和骨矿盐疾病杂
　　　志,2014,7(3)：187 － 198.

［26］周影,潘卫民,孙雯,等.云克和玻璃酸钠治疗膝骨关节炎
　　　合并滑膜炎的疗效观察［J］.2019,29(5)：103 － 107.

［27］朱大年,王庭槐. 生理学［M］.8 版.北京：人民卫生出版
　　　社,2013.

［28］左晓军,彭华,林虹. 核素骨显像诊断肺癌、乳腺癌骨转移的
　　　研究［J］.中华医学实践杂志,2003,2(12)：1102 － 1104.

［29］Al-Riyami K，Gnanasegaran G，van den Wyngaert T，et
　　　al. Bone SPECT/CT in the postoperative spine：a focus
　　　on spinal fusion ［J］. Eur J Nucl Med Mol Imaging,
　　　2017,44(12)：2094 － 2104.

［30］Al-Zaghal A，Ayubcha C，Kothekar E，et al. Clinical
　　　applications of positron emission tomography in the
　　　evaluation of spine and joint disorders ［J］. PET Clin,
　　　2019,14(1)：61 － 69.

［31］Armstrong　A　J，Gupta　S，Healy　P，et　al.
　　　Pharmacodynamic study of radium-223 in men with bone

metastatic castration resistant prostate cancer [J]. Plos One, 2019,14(5): e0216934.

[32] Charoenngam N, Shirvani A, Holick M F. The ongoing D-lemma of vitamin D supplementation for nonskeletal health and bone health [J]. Curr Opin Endocrinol Diabetes Obes, 2019,26(6): 301 – 305.

[33] Chen J, Lan Y, He Y, et al. ^{99}Tc-MDP-induced human osteoblast proliferation, differentiation and expression of osteoprotegerin [J]. Mol Med Rep, 2017,16(2): 1801 – 1809.

[34] Desai H, Borges-Neto S, Wong T Z. Molecular imaging and therapy for neuroendocrine tumors [J]. Curr Treat Options Oncol, 2019,20(10): 78.

[35] Ensrud K E, Crandall C J. Osteoporosis [J]. Ann Intern Med, 2017,167(3): ITC17 – ITC32.

[36] Garry Cook, Vicky G. Molecular imaging of bone metastases and their response to therapy [J]. J Nucl Med, 2020,61(6): 799 – 806.

[37] Jaime Fornetti, Alana L Welm, Sheila A Stemart. Understanding the bone in cancer metastasis [J]. J Bone Miner Res, 2018,33(12): 2099 – 2113.

[38] Kampen W U, Westphal F, van den Wyngaert T, et al. SPECT/CT in postoperative foot and ankle pain [J]. Semin Nucl Med, 2018,48(5): 454 – 468.

[39] Kerschan-Schindl K. Prevention and rehabilitation of osteoporosis [J]. Wien Med Wochenschr, 2016,166(1 –

2)：22 - 27.

[40] Kono H，Machida M，Saito M，et al. Mechanism of osteoporosis in adolescent idiopathic scoliosis：experimental scoliosis in pinealectomized chickens [J]. J Pineal Res，2011,51(4)：387 - 393.

[41] Kratochwil C，Haberkorn U，Giesel F L. Radionuclide therapy of metastatic prostate cancer [J]. Semin Nucl Med，2019,49(4)：313 - 325.

[42] Lamberts S W J，Hofland L J. Anniversary review：Octreotide，40 years later [J]. Eur J Endocrinol，2019，181(5)：R173 - R183.

[43] Liu H J，Guo H L，Guo S N，et al. Novel treatment of ^{99}Tc-MDP improves clinical and radiographic results for patients with osteochondral lesions of the talus [J]. Q J Nucl Med Mol Imaging，2019,63(2)：199 - 206.

[44] Qiu Z L，Wu B，Shen C T，et al. Dual-phase(99m)Tc-MIBI scintigraphy with delayed neck and thorax SPECT/CT and bone scintigraphy in patients with primary hyperparathyroidism：correlation with clinical or pathological variables [J]. Ann Nucl Med，2014,28(8)：725 - 735.

[45] Strobel K，van der Bruggen W，Hug U，et al. SPECT/CT in postoperative hand and wrist pain [J]. Semin Nucl Med，2018,48(5)：396 - 409.

[46] Thelu-Vanysacker M，Frederic P，Charles-Edouard T，et al. SPECT/CT in postoperative shoulder pain [J].

Semin Nucl Med，2018,48(5)：469－482.

[47] Van den Wyngaert T，Paycha F，Strobel K，et al. SPECT/CT in postoperative painful hip arthroplasty [J]. Semin Nucl Med，2018,48(5)：425－438.

[48] Van der Bruggen W，Hirschmann M T，Strobel K，et al. SPECT/CT in the postoperative painful knee [J]. Semin Nucl Med，2018,48(5)：439－453.

漫话核医学与骨骼健康